本书编委会

主　　编　黄汉超

副 主 编　李庆勇　阮才芳

编委名单　李　朝　金小洣　杜建平　任　薇

　　　　　　陈少茹　罗静霞　黄楚燕　骆杰卢

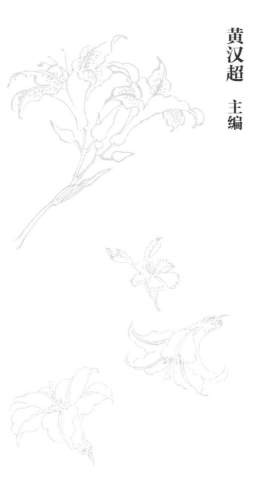

黄汉超　主编

◎补益类
◎清热类
◎温热类
◎疏风解表类

◎化湿类
◎化痰止咳类
◎活血化瘀类

◎理气行气类
◎祛风通络类
◎消食化积类

博士教你识中药

BOSHI JIAO NI SHI ZHONGYAO

暨南大学出版社
JINAN UNIVERSITY PRESS

中国·广州

图书在版编目（CIP）数据

博士教你识中药/黄汉超主编．—广州：暨南大学出版社，2019.9
ISBN 978 - 7 - 5668 - 2710 - 4

Ⅰ.①博…　Ⅱ.①黄…　Ⅲ.①中药材—基本知识　Ⅳ.① R282

中国版本图书馆 CIP 数据核字（2019）第 180307 号

博士教你识中药
BOSHI JIAO NI SHI ZHONGYAO
主　编：黄汉超

出 版 人：徐义雄
策划编辑：张仲玲　武艳飞
责任编辑：陈俞潼
责任校对：陈皓琳
责任印制：汤慧君　周一丹

出版发行：暨南大学出版社（510630）
电　　话：总编室（8620）85221601
　　　　　营销部（8620）85225284　85228291　85228292（邮购）
传　　真：（8620）85221583（办公室）　85223774（营销部）
网　　址：http：//www.jnupress.com
排　　版：广州市天河星辰文化发展部照排中心
印　　刷：深圳市新联美术印刷有限公司
开　　本：787mm×1092mm　1/16
印　　张：13
字　　数：255 千
版　　次：2019 年 9 月第 1 版
印　　次：2019 年 9 月第 1 次
印　　数：1—1500 册
定　　价：60.00 元

（暨大版图书如有印装质量问题，请与出版社总编室联系调换）

序

　　中医药被誉为中国的"第五大发明"，是中华民族的骄傲与自豪，毛泽东主席曾说道："中医药是一个伟大宝库，应当努力发掘，加以提高。"习近平主席也指出"中医药学凝聚着深邃的哲学智慧和中华民族几千年的健康养生理念及其实践经验，是中国古代科学的瑰宝，也是打开中华文明宝库的钥匙。深入研究和科学总结中医药学对丰富世界医学事业、推进生命科学研究具有积极意义"。近年来屠呦呦教授因发现青蒿素而获诺贝尔奖，更是大大增加了中国人的荣耀感。2016 年，国务院发布的《中国的中医药白皮书》中指出把中医药发展上升为国家战略。中医药已迎来了历史上最好的发展机遇。

　　传统中医"医药不分家"，一个优秀的中医大夫也常是一个优秀的中药学专家，例如孙思邈、李东垣、叶天士等，因为中医生临床实践主要是用中药进行治病，必须要熟悉中药药性才能遣出妙方、奇方。黄汉超医生在急诊室工作多年，做事认真踏实，有丰富的临床经验，广受患者好评。近年来笔耕不辍，积极进行中医科普创作，出版了养生专著《寿益一生》，并且在电视传媒上主持过多期靓汤食疗节目，深受欢迎，对中药食疗应用很有心得。这本《博士教你识中药》是黄大夫的又一力著，书中精心编撰了八十多种常用中药的使用要点，内容翔实，图文并茂，与中药相关的趣味故事令人印象深刻，各种中药的优劣鉴别点客观明了。全书可读性强，科普性优，既系统地回答了大众对中药所关注的热点问题，又深入浅出地介绍了中医辨证论治的要点，是一本中医药科普佳作，乐意为序。

陈镜合

广州中医药大学首席教授

2019 年 6 月

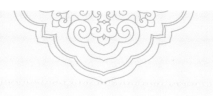

前　言

随着人民生活水平的逐渐提高以及国家对中医药关注度的不断提升，中医养生变得越来越热门，俗话说"医药不分家"，中医养生的主要着力点是在中药的正确使用上，目前民众对中医药的了解仍有不少误区，或是一知半解，例如片面夸大冬虫夏草、阿胶、石斛等药材的保健功效，模糊认同"止咳用川贝""头痛服天麻"等观点，为此，笔者和数位中药学专业人士一起，在广泛征集群众意见的基础上，结合各自的临床实践心得，精心编写了这本《博士教你识中药》。

"以中药材功效为核心，体现中医辨证论治思想"是此书的编写思路，为求通俗易懂又令人印象深刻，在语言上精雕细琢，每味中药都附上一个有趣的故事；为求读者能掌握正确的中药使用方法，书中以食疗的形式，穿插讲解了每味中药的配伍要点；为求与时俱进，在编写之中特附上有关中药优劣鉴别的视频讲解，以期让读者更加直观地认识中药并初步掌握中药的使用方法。此书不但适合普通大众，也适合初入门的中医师、中药师阅读。

此书为广东省科技厅立项科研课题（2017A070713019）的研究成果，在编写中广州至信药业股份有限公司提供了优质的中药材标准品作为拍摄素材，广东岭南现代技工学校黄卓贤老师提供了高质量的照片，另有少量照片来自百度图片，在此一并表示感谢。

由于编写时间仓促，书中难免会有疏漏和不妥之处，敬请各位读者批评指正。

黄汉超

2019 年 5 月

导读 （中药小知识）

一、如何正确储存中药

如无特殊说明，中药应存放在阴凉干燥处，以免吸潮。档次较高的药材，例如人参、西洋参、鹿茸、冬虫夏草、阿胶、海参、海马、海龙等，应独立存放于玻璃器皿之中密闭并放入干燥剂；阿胶、鹿角胶、龟甲胶、鳖甲胶等胶类滋补类药材可以用牛皮纸包装好放入冰箱中低温保存；对于含糖或油脂较高、较容易被虫蛀的药材，例如枸杞子、桂圆、当归、白菊花等，较适合放在冰箱中储存。注意中药都有使用期限，芳香挥发类中药，例如薄荷、紫苏叶、佩兰叶、广藿香、青蒿、香薷、白豆蔻、玫瑰花、白菊花、丁香、麝香等，保存期以 1 年为宜；即使是存放于冰箱中的中药也有使用期限，一般人参、鹿茸的保存期以 5 年为宜，人参氧化发黑后功效会打折扣；阿胶、鹿角胶等保质期最长不要超过 15 年。

二、如何正确洗涤中药

"中药要不要洗？"这是一个老生常谈的问题，笔者认为，中药材表面有很多的灰尘，部分可能有虫卵，动物类或贝壳类药材例如蝉蜕、牡蛎、石决明等还可能含有泥土，因此，煎药前冲洗中药材是很有必要的。普通冲洗（淘洗）的主要目的在于去除药材表面的灰尘、泥沙。由于目前有了 GMP 认证的介入要求，中药的生产、采摘、加工炮制、运输都有了一定的规范准则，中药的洁净度、农药残留度较以往都有了改善，因此在煎医院取的中药尤其是包装中的药材前，用清水冲洗一两遍即可，粉末类中药例如三七粉、滑石粉、琥珀粉、青黛粉、玄明粉等则无洗涤必要。如果是市集上购买的散装中药材，由于缺乏规范监管，笔者建议用小苏打水进行洗涤（一般可以用自来水 1 000 毫升、小苏打粉 20 克左右兑成 2% 的小苏打溶液），这样可以冲洗掉可能残留的二氧化硫。

三、如何正确煎煮中药

（1）煎药次数。

古人云："一煎取其性，二煎取其味。"有研究表明，煎煮一次后，中药的有效成分析出率约为 60%，表明还有 40% 左右的有效成分没有被利用，煎煮两次后，残留的有效成分仅有不到 10%，因此复煎可以减少药物的浪费，同时让血药浓度相对稳定，发挥最佳治疗效果。

（2）煎药用水量。

很多人在洗中药后便会加水直接煎煮，但较好的方法是在煮中药前先用40℃左右的温水浸泡15分钟左右。如无温水，则可用冷水浸泡半小时左右。因为浸泡有助于药材的细胞壁膨胀，煎煮时有效成分会更好地析出。另外浸泡后的药材会变软，整体体积明显变小，更有利于确定用水量。很多人认为煎煮中药就是四碗水煎成一碗，实际上，煎煮中药一定要结合药的体积、锅的大小来确定用水量。通常浸泡后可以用手掌按压一下中药，水刚好没过食指和小指就可以了。复煎时的用水量也可以用这个办法确定。

（3）煎药用水。

如无特殊，煎药一般用自来水就可以了。如无自来水，尽可能用纯净水、蒸馏水或井水，这样煎药时才不会有沉淀反应。因为矿泉水含有较多金属离子，可能会与中药发生反应，故不建议使用。

（4）煎药器皿。

传统用砂锅煎煮中药，因为专用的煎药砂锅都是口小底深的，有利于最优化确定用水量，另外因为中药方剂大多是复方，煎煮期间会发生化学反应，如果用金属器皿例如铝锅、铁锅、铜锅等煎煮，有可能发生络合反应，导致中药汤液变色或发生沉淀，影响药物的吸收甚至还会发生副作用。砂锅无毒而且耐高温，最适合用来煎煮中药。如果没有砂锅，可以选用玻璃或者搪瓷器皿。现在许多家庭都习惯用不锈钢锅煎煮中药，不锈钢有传热快、耐高温的特点，也可以用来煲中药，但所选用的不锈钢材质必须是食品级的，这样才较为稳定，耐酸碱腐蚀，不容易和药材起反应。

（5）煎药时间及火候。

一般来讲，解表类方剂以气味取胜，煎药时宜武火煎煮，煮沸后再改文火煮15～20分钟即可；清热、化痰、活血化瘀类方剂于煮沸后再煮30分钟为宜；补养类方剂需用文火慢煎，有效成分才可充分析出，一般于煮沸后再续煮60分钟左右为宜。无论何种药物，煎煮10分钟后均应搅拌一次，以利于均匀煎煮，提高有效成分的析出率。

（6）先煎、后下、冲服、焗服、烊服、包煎的含义。

先煎：主要是针对一些有效成分难溶于水的药物，例如代赭石、寒水石、紫石英、龙骨及牡蛎、海蛤壳、珍珠母、石决明、龟板、鳖甲等矿石类及贝壳类药物，应将之打碎，先于其他药物煮20分钟后，再下其他药物同煎。此外，附子、乌头等毒副作用较强的药物，宜先煎30分钟后再下其他药，可以降低毒性。对于生附子、生乌头，更应煎煮至尝之口不发麻方可饮用。

后下：一些气味芳香的药物，常见的例如薄荷、木香、砂仁、佩兰、白豆蔻等，久煎后挥发油类物质会减少，因此建议在药快煮好之际再放入同煮3~5分钟即可。此外，有些药物虽不属芳香药，但久煎也会破坏其有效成分，如钩藤、大黄、番泻叶等药物。

冲服：一些贵重药，用量较轻，为防止散失，常需要研成细末，制成散剂用温开水或复方其他药物的煎液冲服，常见的如麝香、朱砂、牛黄粉、珍珠末、羚羊角粉、三七粉、琥珀粉、血余炭等。

焗服：又称泡服，主要是指某些有效成分易溶于水或久煎容易破坏药效的药物，可以用刚煎好的药汁趁热浸泡，加盖焖润，10~15分钟后即可服用，常见的如肉桂、藏红花、胖大海等。

烊服：又称烊化、溶化，主要是指某些胶类药物及黏性大而易溶的药物，如阿胶、鹿角胶、龟板胶、鳖甲胶、虎骨胶、鸡血藤胶及蜂蜜、饴糖等，若一同煎煮可能会粘锅或黏附其他药物造成浪费，应该将煎好药汁倒出后用其他洁净锅另煎，待其溶化后拌匀再温服。

包煎：一些含有淀粉、黏液质较多的中药，例如滑石粉、海金沙、车前子、青黛粉、灶心土、蒲黄等，宜先用布袋包好再煎，以免药液浑浊或煎煮时漂浮在药液表面。部分带有绒毛的药物，例如旋覆花等，一同煎后服下绒毛会刺激咽喉，故也应包煎。

（7）关于煎药袋。

许多人煎药都不习惯用煎药袋，其实将浸泡后的中药材放进煎药袋不仅有利于确定最佳用水量，而且可以让煎煮药液更为洁净，减少沉渣。无论初煎还是复煎，煎药后适当挤压煎药袋，都有助于让更多的药液析出。

四、如何正确服用中药

（1）服药次数。

很多人都认为中药只吃一次就可以了，其实从西医药理学角度来看，不少中药半衰期都是10小时以内，因此只吃一次中药，血药浓度难以维持在稳态，不能很好地发挥治疗功效，因此服用中药一般要两次以上。一些急危重症，甚至可以每天服用4~5次回阳救逆类药物或凉血败毒类药物，让血流动力学指标或抗菌有效浓度尽量维持稳定。

（2）服药温度。

一般清热类药物适宜冷服，其余药物一般都以温服（40℃左右）为宜。如自身体质较为虚弱，药物一律以温服为宜。

（3）服药时间及服药后宜忌。

很多人认为不要空腹服药，其实空腹服药时，因为没有其他食物的阻碍，对药物的吸收会比较好，但如果是服用攻伐类中药例如黄连、黄芩、大戟、甘遂、龙胆草等，自身体质较弱的人士会出现头晕、恶心等不适症状，因此要不要空腹服药一定要结合体质、所服药物性质来决定。

服用滋补类中药时，最好空腹服用，而且由于这类药材比较滞腻，因此可以用陈皮或者柠檬皮泡水以帮助吸收。如为补肾类中药，中医有"咸入肾"之说，服药后可以喝淡盐水以促进药力到达部位。服用补益类中药例如人参、鹿茸后最好不要服用茶水，以免影响药物的吸收，同时切忌进食生冷瓜果或冰冻饮料，以免损伤阳气。

治疗外感的解表类中药有辛散的特点，正气不足的人士，如果空腹服用，可能会出现头晕、出汗等不适症状，因此建议最好餐后服用。中医有"啜粥助汗"一说，建议在服用解表类中药前最好先进食少许稀粥，一来有助于发汗，二来不至于过于耗散，有利于康复。在服解表类中药期间，最好不食鱼腥、辛辣、公鸡肉、狗肉、酒、鸡蛋、蒜等食物，饮食尽量清淡，以免加重胃肠负担。

化痰活血类方剂一般在餐前 1 小时饮用，这样镇咳祛痰以及活血化瘀效果较好而又不影响到自身正气。

清热类中药因为有攻伐的特点，尤其是黄连、黄芩等清热药更是如此，因此最好不要空腹服用，建议进食 1 小时后再服药，这样对胃肠刺激小一点。驱虫类中药方剂一般要求空腹服用，这样驱虫效果较佳。另外在服用清热类中药方剂时切忌饮酒或进食煎炸、油腻、辛辣刺激食物，否则会助火生热，兑消清热类中药的功效。

平肝降压类中药建议餐后 1 小时饮用，服药期间应忌食胡椒、辣椒、大蒜、白酒等辛热助阳之品。

虫类祛风通络药，例如地龙、僵蚕、全蝎等，由于性擅走窜，因此最好不要空腹服用，而且服药后 1 小时内不要喝茶，以免影响吸收。另外由于虫类药富含蛋白质，如自身对虾蟹等食物过敏者应谨慎使用。

安神助睡眠类中药最好在睡前饮用，喝了之后忌饮茶或咖啡，以及服用喹诺酮类抗生素如左氧氟沙星、莫西沙星等兴奋中枢神经系统的西药。

服用中药时除非有特殊要求，最好都用温开水送服，因为茶水、含糖饮料或碳酸饮料、牛奶都会对药物的吸收有影响，例如茶汁中含有的单宁酸、鞣酸等物质，会与黄连、黄檗、麻黄以及人参等中药提取物发生沉淀反应，从而影响中药吸收；牛奶含有丰富的钙、镁等离子，会与一些物质发生反应，影响药物的吸收。

胃对水分的吸收速率约为 600 毫升/时，而且胃窦部是主要的排空部位，所以服药后应该端坐或站立 30 分钟以上帮助吸收和排空中药。若服药后即躺下，药液有 50% 以上未能到达胃部，会影响药液的吸收，并且会对食管黏膜有一定的刺激性，因此为不正确的做法。

五、传统中药配伍禁忌

传统中药配伍有"十八反""十九畏"之说，意即不恰当地使用中药，会削减药性，甚至会产生毒性等不良反应。其中，"十八反"就是指十八种不适宜的配伍会产生毒性，即乌头反贝母、瓜蒌、半夏、白芨、白蔹，甘草反甘遂、大戟、海藻、芫花，藜芦反人参、丹参、玄参、沙参、细辛、芍药。"十九畏"就是指十九种不适宜的配伍会削减药性，具体是硫黄畏朴硝，狼毒畏密陀僧，巴豆畏牵牛，丁香畏郁金，牙硝畏三棱，官桂畏赤石脂，人参畏五灵脂，川乌、草乌畏犀角等。

虽然现时也有部分中医家对"十八反""十九畏"之说有争议，为求用药安全，患者在食用中药时还是应该遵循相关的原则，若要使用有相反作用的配伍，必须要在医师指导下执行。

六、特殊时期的服药禁忌

（1）妊娠期间用药。

妊娠期慎用攻伐类或活血化瘀类中药，传统中医已将之整理为歌诀，具体而言，妊娠期间严禁使用的辛烈攻伐类中药有：斑蝥、商陆、水蛭、虻虫、蟅虫、蜈蚣、乌头、附子、天雄、三棱、莪术、芫花、麝香、马钱子、蟾酥、轻粉、雄黄、砒霜、大戟、水银、巴豆、牵牛、芒硝、地胆头等；慎用的药物有活血化瘀、温热类中药，例如桃仁、红花、姜黄、牡丹皮、牛膝、大黄、番泻叶、枳实、冬葵子、附子、肉桂、干姜等。

（2）月经期间用药。

注意勿用过多活血化瘀类以及温燥类中药，例如桃仁、水蛭、川牛膝、鹿茸、鹿角胶、仙茅等，否则会导致盆腔充血，月经量多；寒凉类药物例如绿豆、生地、牡丹皮等也应慎用，否则导致血脉凝泣，反而损伤自身气血。

（3）婴幼儿用药。

婴幼儿为纯阳之体，健康儿童处于生长发育阶段，阳气较盛，因此除非病情需要，平日切忌服用红参、黄芪、鹿茸、附子等温阳类药材，否则容易造成鼻出血、便血等血热情况。

（黄汉超，李庆勇）

目　录　CONTENTS

❋ 补益类中药

＊ 表示可扫码阅读，详情可参考"MPR 出版物链码使用说明"。

❋ 清热类中药

🍁 温热类中药

🍁 疏风解表类中药

🍁 化湿类中药

🍁 化痰止咳类中药

补益类 中 药

Traditional
Chinese medicine

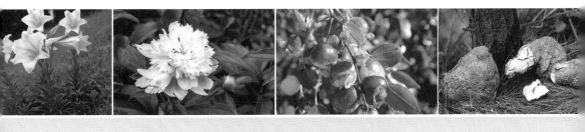

阿胶 "补血圣药" 止崩漏

● 产地与故事传说

阿胶是由驴皮经去毛、浸泡、焯水、熬炼、冷凝等多道工序加工而成的中药。传说古时候山东阿城有一个店铺的伙计，因为贪嘴吃了原本煮给老板娘补身用的驴肉，只好连驴皮、驴骨一起加水熬煮，时间一长，汤汁近乎膏状，伙计谎称煮的时间长了，驴肉都化了，老板娘吃后，人竟变得神采奕奕，容光焕发。老板大喜，便命伙计继续熬制这种驴皮胶。后来知道的人越来越多，但由于其他地方的水没有阿城的水好，熬制出来的驴皮胶质量都不如阿城好。皇帝知道后，遂遣钦差去到阿城，召集匠人将熬制驴皮用的水井修葺一新，赐名"阿胶"，并定为朝贡品，这味中药自此声名远播。现代药理研究表明阿胶有补血、抗疲劳、增强免疫力和增加钙质的吸收等功效，是一种名贵的滋补品。

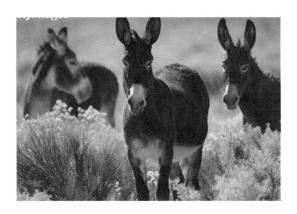

阿胶原动物图示（黑驴）

✓ 选购要点

一看，颜色深红，切口整齐，质脆，胶边在灯下照射时发光透亮；二闻，味道芳香无腥臭气为佳。

购买阿胶时注意看配料，如为牛皮所制（黄明胶），功效会略减，如果为猪皮、马皮更是大打折扣，尤其马皮是催生用的，不建议选购。

❋ 阿胶饮片示例

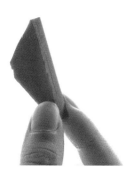
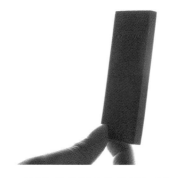

质量较佳的阿胶呈棕褐色，质硬而脆，折断后在强光处照射，边角透光度好，如琥珀色，切口整齐，气味清香。

质量欠佳的阿胶整体颜色较深，在强光下照射，边角透光度差，质地坚硬，难以折断，无香甜味。

阿胶临床使用注意事项

性味归经	味甘性微温，归肝肺肾经
功效	补血安胎、止血、抗疲劳，有"补血圣药"的美誉
主治病症	各种出血病症，例如咯血、便血、产后出血、崩漏等
常用量及服法	每次 5~10 克为宜，用药汁烊服或另外用黄酒烊化后服用
配伍宜忌	忌同时饮浓茶、牛奶或吃蒜等物质，影响阿胶的吸收
不适宜人群	自身脾胃虚弱、便溏或正处于急性肠炎期者不宜使用
保存要点	久存的阿胶其温燥之性得去，味道更醇，功效更佳，建议新买的阿胶先用牛皮纸裹好，放于冰箱中低温保存 1~2 年后再食用

❋ 阿胶常用食疗保健偏方

（1）阿胶 10 克，党参 15 克，山药 20 克，乌梅 2 个，鹧鸪 1 只，炖汤饮用，每周 2 次，对于小儿或老年人久咳不愈、慢性痢疾、大便脓血时有反复者较为合适。

（2）阿胶 10 克，艾叶 20 克，炮姜 10 克，熟地黄 30 克，炒米 50 克，煮水，于产后每日代茶饮用，有助于排恶露，促进子宫复旧。

（3）阿胶磨粉，每服 10~20 克，每天 2~3 次，对于阴虚内热型肺结核咯血、支气管扩张咯血以及结肠炎等导致的肠出血均比较适合。

（黄汉超，李庆勇）

巴戟天 "植物伟哥" 祛风湿

产地与故事传说

巴戟天为茜草科巴戟天属植物巴戟天的干燥根部，主产于我国广东、广西、福建等地，尤以广东德庆、云浮地区出产的巴戟天品质较佳，是广东地区的道地药材之一。传说三国期间孔明一次欲伏击孟获，蜀军伏击部队因为寒冷饥饿而挖城外山边的一种食物煮食，食后通身温热，精力大振而且下体勃起而经久不衰，许多士兵不由自主地高声呼叫，吓跑了孟获而导致孔明计谋落空。因为这种植物最早发现在巴蜀地区，其最显著功效是使人阳强易举，后世医家遂命名"巴戟"。现代药理研究提示巴戟天具有明显的促进肾上腺皮质激素的作用，并能增强下丘脑、垂体、卵巢促黄体的功能，可增强精子活力，因此有"植物伟哥"的称号。

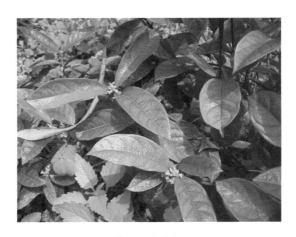

巴戟天原植物图示

选购要点

一看，根茎粗壮，表面有纵及深陷的横纹，肉质肥厚呈蓝紫色或淡紫色；二摸，木心细且易剥离、质偏韧不易断；三尝，嚼之味甘涩者为佳品。

❀ 巴戟天饮片示例

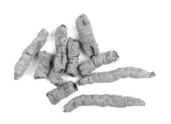 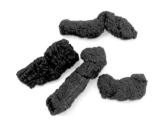

质量较佳的巴戟色黄灰略带紫，横纹较为深陷，条粗肉厚，肉质部呈淡紫色。

质量欠佳的巴戟天色黄褐，放置时间较长且保存环境不够干爽，容易受潮霉变，且条不够粗壮。

巴戟天临床使用注意事项	
性味归经	味辛甘，性微温，归肝脾肾经
功效	补肾助阳，强筋壮骨，祛风除湿，有"植物伟哥"之称
主治病症	脾肾亏虚所致的不育不孕，或经常感冒、慢性阻塞性肺疾病、慢性前列腺炎、腰椎间盘突出症、女性不育
炮制品简介	盐制后补肾较好，酒制品长于祛风壮筋骨
常用量及服法	每次 15～30 克，过量容易导致口舌生疮、鼻出血
不适宜人群	阴虚火旺或湿热证的病人忌用
保存要点	易受潮，置于阴凉干燥处保存，如遇发霉，忌水洗，宜在阳光下晒后，刷去霉迹，保存期 3 年为宜

❀ 巴戟天常用食疗保健偏方

（1）巴戟天 20 克，淫羊藿 30 克，陈皮 10 克，羊肉 500 克，生姜少许，煲汤饮，每周 2 次，对脾肾阳虚型支慢性气管炎、高血压、慢性心功能不全以及慢性盆腔炎较为合适。

（2）熟地 20 克，巴戟天 10 克，山药 20 克，鹧鸪 1 只，生姜少许，炖汤饮，每周 2 次，对大手术后及放化疗后免疫力低下人群较为合适，亦可作为秋冬季节霜降后的调补汤水。

（黄汉超，阮才芳）

白茯苓 宁心安神渗脾湿

● 产地与故事传说

　　白茯苓为多孔菌科卧孔属真菌白茯苓的菌核，经过发汗、去皮、切块、晒干等工序而成。主产于我国安徽、浙江、云南等地，尤以云南出产者质量最好，为道地药材，故又称"云苓"。传说白茯苓是松树的精气所化，得树之精华，有"松精"之称，历代医家均重视白茯苓在养生保健方面的功效，例如宋代文学家苏辙、苏东坡就很推崇白茯苓的补益之力，苏东坡更把白茯苓和芝麻一道做成养生佳品常食，写道："以九蒸胡麻，用去皮白茯苓少入白蜜为饼食之，令气力不衰，百病自去，此乃长生要诀。"可见人们自古以来便认识到白茯苓是一味很好的调补药材。

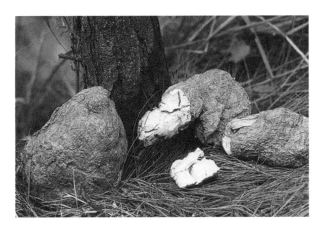

白茯苓原植物图示

● 选购要点

　　一看，外皮呈褐色而略带光泽、皱纹深、断面白色而细腻；二摸，体重而坚实；三尝，细嚼后黏牙力强。

❄ 白茯苓饮片示例

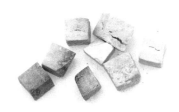

　　质量较佳的白茯苓断面色白，色泽细腻均匀，而且质地较为致密而无裂纹，大小均匀，体重而质坚实。

　　质量欠佳的白茯苓为边角料，颜色偏黑，而且质地不够致密，部分开裂。

白茯苓临床使用注意事项	
性味归经	味甘性平，归心脾肺肾四经
功效	利水渗湿、健脾和胃、宁心安神、抗肿瘤并增强免疫力
主治病症	心悸、头晕恶心、小便不利、下肢浮肿、遗精、泄泻
常用量及毒性	无毒，常用量每次 10～30 克
配伍宜忌	不宜同时饮醋或进食含醋的食物
不适宜人群	气虚下陷、虚寒滑精者，表现为易乏力、畏寒、大便易失禁者
保存要点	易霉变，需要存放于阴凉干燥处，保存期以 2 年为宜

🦎 白茯苓常用食疗保健偏方

　　（1）白茯苓和白术按 2∶1 的比例打粉，生姜水冲服，每天 1 次，能利水渗湿，对美尼尔氏综合征、秋季腹泻、更年期水肿、妊娠高血压、良恶性胸腹积液等诸多病症有疗效。

　　（2）白茯苓、党参、炙甘草按 3∶2∶1 的比例打粉，加蜂蜜、麻油揉成团后切成小块烤熟，淡盐水送服，每日 2 次，能提高肿瘤病人免疫力，并对心律失常有一定疗效。

　　（3）猪小肚 1 个，白茯苓 30 克，菟丝子 15 克，车前子 10 克，丹参 30 克，煮汤饮，每周 2 次，对瘀湿型慢性前列腺炎、慢性盆腔炎、反复泌尿道感染较为合适。

　　　　　　　　　　　　　　　　　　　　　　　　　　（黄汉超，李庆勇）

白芍 和营敛阴止腹痛

● 产地与故事传说

　　白芍是芍药科芍药属植物白芍药的根，广泛分布于我国华北、东北、甘肃、陕西等地区，主产于安徽亳州（亳白芍）、浙江杭州（杭白芍）和山东菏泽等地，其中亳白芍和杭白芍质量最好，为道地药材。传说古时王母娘娘身边一位叫芍药的仙女，一次随众仙下凡时和凡间一位青年一见钟情，仙女回到天上，青年因相思过度患上了腹痛病，吃了许多药都无效，仙女得知后含泪辞别王母娘娘落入凡间。有天夜里，青年做了一个梦，梦见仙女在他们约会的一棵树下出现，并向他轻轻招手，第二天醒后，青年跑到那棵树旁，只见树下不知从哪里来了一朵清丽脱俗的鲜花，芳香宜人，顺着鲜花底部挖去，只见根茎肥大，断面色白而多层，犹如梦中仙女所穿的裙子一样，青年明白了，便小心翼翼地挖出了这株白花回家，用心栽培，当花瓣凋落时，青年便将之泡水饮用，后来腹痛病居然渐渐好了，白芍治病的功用就渐渐为人熟知。

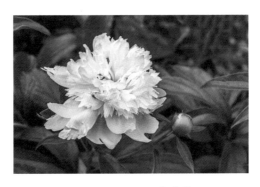

白芍原植物图示（芍药花）

✔ 选购要点

　　一看，断面层环放射纹明显并且无虫口；二摸，触摸其脆性，如粉性足且质韧则为佳品。

❊ 白芍饮片示例

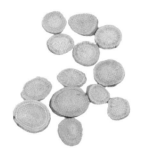 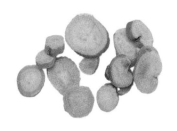

质量较佳的白芍洁净，大小均匀，断面层环明显，菊花心的放射纹清晰。

质量欠佳的白芍大小不均，部分表皮发黑。

白芍临床使用注意事项	
性味归经	味苦酸，性微寒，归肝、脾经
功效	养血和营、缓急止痛、敛阴生津、平肝柔肝
主治病症	胁肋痛、痛经、阴虚发热、盗汗、月经不调、带下
常用量及毒性	常用量每次 10～30 克，大量（大于 60 克）会有一过性腹痛、腹泻
配伍宜忌	忌与藜芦配伍，宜和鳖甲配伍
不适宜人群	寒性腹痛表现为畏寒、大便稀溏者不宜
保存要点	易被虫蛀，需存放于阴凉干燥处，保存期不超过 2 年

❊ 白芍常用食疗保健偏方

（1）白芍、甘草按照 3∶1 的比例配伍泡茶，每日 1 次，对于各种腹痛、头痛等都有很好的辅助治疗功效。

（2）白芍、当归按照 3∶1 的比例和适量红糖一起熬煮，经前饮用，连续3～5 天，对女性痛经、经行期间头痛等症状有较好的辅助治疗功效。

（3）白芍、木瓜按照 2∶1 的比例酌加少许甘草一起炖猪蹄筋，能缓急止痛，对骨质增生、骨质退行性变导致的腰膝关节酸痛具有较好的辅助治疗功效。

（黄汉超，杜建平）

白术 燥湿健脾又安胎

产地与故事传说

中药饮片白术为菊科植物白术的根茎，主产于我国浙江、安徽一带，以浙江的产量最大，其中原产于浙江于潜天目山的野生白术质量最佳，为道地药材。传说古代越国会稽城由于地势险要，为兵家必争之地，越王派驻了大量人员前往修筑水利和军事工程，但由于湿气较重，很多工人做工不久便会出现头晕、呕吐症状，继而四肢浮肿，最后脚烂、身体肿胀而死。随行医官尝试了很多方法，但收效甚微，后到天目山上采药，经一位穿白衣的道士指点，采回一株香气浓烈、开红花的植物，并按吩咐和生姜、甘草等药物研磨后加水浓煎，分给工人服用。很多人服后腹胀、浮肿的症状便逐渐消失，体力也有明显恢复，大家觉得神奇，纷纷问医官这株植物叫什么名，医官想着这是那位白衣道士的恩赐，便以"白术"名之。

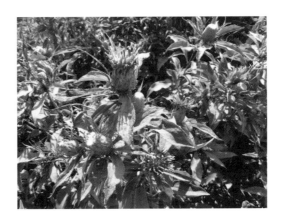

白术原植物图示

选购要点

一看，时间，冬天采摘者称冬白术，质量最佳；二看，外皮红润光泽，根茎呈拳形团块状为优；三尝，气味芳香，味甘辛而醇，嚼之略带黏性为优。

❋ 白术饮片示例

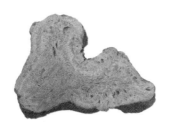

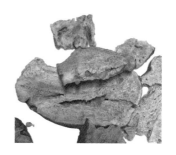

质量较佳的白术切面润泽，呈拳形团块状，根茎较粗，质坚硬，断面棕色油点较清晰。

质量欠佳的白术色暗而无光泽，且掰开后可见有虫口，为虫蛀品，已变质，不可购买。

白术临床使用注意事项	
性味归经	味苦甘性温，归脾胃经
功效	健脾益气，燥脾利水，止汗安胎，"补脾专药，无出其右"
主治病症	脾虚湿困腹泻或便秘、慢性胃炎、腰痛
炮制品简介	炒后入脾力更专，米泔水浸泡后适用于脾阴虚病人
配伍宜忌	和中药防风一起使用效果较佳
常用量及毒性	安全无毒，常用量每次 10～30 克，过量会导致出汗、口干
不适宜人群	阴虚燥渴、气滞胀闷者不宜服用
保存要点	需存阴凉干燥处，保存期不超过 2 年，虫蛀后不能再用

❋ 白术常用食疗保健偏方

（1）白术 20 克，陈皮 5 克，荷叶 1 张，大米 50 克，蒸饭吃，根据个人喜好可加入鸡肉、瘦肉、牛肉等肉类，对于慢性胃炎、容易纳呆腹胀者比较合适。

（2）白术 150 克，鸡内金 150 克，芡实 200 克，瘦肉 500 克，蜜枣 1 颗，煲汤饮，每周 1～2 次，适合作为汗多、易遗尿幼儿的日常调理汤水。

（3）白术 15 克，白茯苓 20 克，山药 30 克，薏苡仁 20 克，猪横脷 1 条，煲汤饮，每周 2 次，对于治疗脾虚型慢性腹泻、慢性结肠炎效果较佳。

（黄汉超，李庆勇）

百合 补肺止咳助睡眠

● 产地与故事传说

百合是百合科百合属植物卷单、百合、细叶百合等的鳞茎，全国各地都有栽培，主产于我国河南、河北、山东、浙江、湖南及广东一带。传说古时在河南开封一个村庄，有一个叫张榕的年轻人，自小和母亲相依为命，在自家院子里种了好些鲜花，花开后便拿去佛寺附近售卖。其母亲患咳喘病日久，尝试过许多偏方都效果欠佳，张榕很是着急，每日卖花后，都拿着剩花到寺庙里

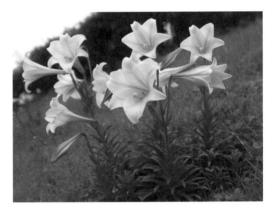

百合原植物图示

祈福。有天他忽然梦见观音菩萨来到自己跟前，把莲花座一指，只见莲花座马上缩小合拢成球形，菩萨手捧莲花球交给了张榕后便梦醒。张榕只觉得梦境真切，回到自家后院，时值深秋，很多花都凋谢了，只有百合花尚在绽开，张榕细看，这百合根茎一瓣一瓣地相合，正如观音菩萨的莲花座，便马上取下，洗净后加了蜂蜜炖给母亲吃，吃后果然咳嗽症状大为缓解，连服一年，不仅咳嗽未再发作，母亲也变得年轻了许多，于是一传十、十传百，众人便开始纷纷种植百合。

✓ 选购要点

一看，个大、瓣匀、肉质厚、色白或呈淡黄色为佳品，外观霉黑、斑驳点较多则质量较差；二闻，有刺鼻硫黄味者不宜选购；三尝，味甘苦微酸者为上品，味道酸涩质量较差。

❀ 百合饮片示例

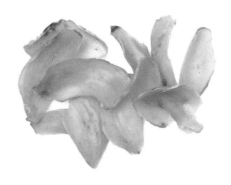 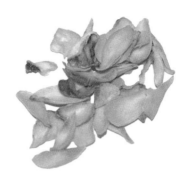

质量较佳的百合色淡白而大小均匀，表面光滑，边缘薄，肉质厚，色半透明而润泽。

质量欠佳的百合大小不均而且部分有发黑和霉变。

百合临床使用注意事项	
性味归经	味甘微苦，性微寒，归心肺二经
功效	润肺止咳，清心安神，辅助降血糖
主治病症	热病久咳伴便秘或燥热内扰以致睡眠不安、情志焦虑
常用量及服法	每次 10～30 克，炖服、煲汤或糖水均可，过量会导致大便稀烂、反胃
不适宜人群	风寒咳嗽、自身脾胃虚寒、便溏清稀者
保存要点	易受潮霉变，需密封后放在冰箱保存，保存期 2 年为宜

❀ 百合常用食疗保健偏方

（1）百合 30 克煮水，兑适量蜂蜜，每日晨起服用，对于阴虚便秘者效果较佳。

（2）百合 10 克，生地黄 20 克，小米 30 克，煮粥吃，每天 1 次，对于失眠、考前精神紧张者有较好的辅助治疗功效。

（3）百合和款冬花、川贝按照 1：1：1 的比例炖雪梨，隔天 1 次，对于阴虚久咳有较好的辅助治疗功效。

（黄汉超，罗静霞）

北沙参护肝养肺滋胃阴

● 产地与故事传说

北沙参是伞形科珊瑚菜属植物北沙参的根，多生长于海岸沙地或砂质土地上。主产于我国山东、河北、辽宁等地，以山东莱阳出产者质量较优，为道地药材。传说西海龙王当年为了扩建龙宫，不顾众人的阻拦，移平了众多的千年珊瑚礁，但推平后再想建房子却怎样也建不起来，往往建了一半便倒下，而且龙宫变得黯淡无光。后来西海龙王前往东海龙宫请教，方知珊瑚礁乃天地灵气所化，海底之所以风平浪静，全赖礁石的固护，遂命人找回礁石，但礁石随着海水飘落到岸滩

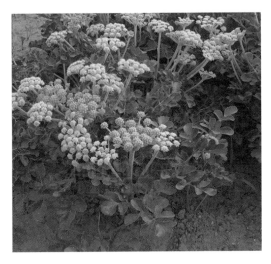

北沙参原植物图示

边后就再也找不到了，只剩下一束束的珊瑚般的植物，这就是沙参原植物珊瑚菜的来源。因为其富含海水的精华，所以有很好的滋阴效果。由于山东出产的北沙参条长而粗壮，在其成熟时采摘，用刀刮去外皮，用泥土掩盖数月，皮色渐黄，外形酷似野生人参，有人美其名曰泰山参进行售卖，但北沙参和人参功效并不完全一样，购买时不可不细辨。

✓ 选购要点

一看，根条粗壮而长、色白、无虫口者为佳品，色黄暗者稍次；二摸，质坚实；三闻，无硫黄味者为佳品；四尝，味微苦而有回甘者为佳品，味酸者质量稍次。

❋ 北沙参饮片示例

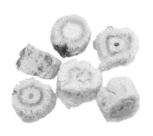 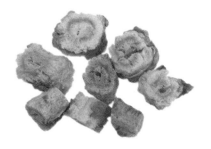

质量较佳的北沙参质地较为致密，表面色黄白而质脆。

质量欠佳的北沙参外皮颜色偏黄，而且芯有裂纹，局部表皮较为松散，提示质地不够坚实，而且存放时间较长。

北沙参临床使用注意事项	
性味归经	味甘苦性寒，归肺胃二经
功效	清肺下气、养阴生津、祛痰止咳
主治病症	肺热燥咳、虚劳久咳以及胃阴不足所致的口干、咽干
常用量及毒性	无毒，常用量每次 15 ~ 30 克，过量会导致腹胀、纳呆
配伍宜忌	不宜与藜芦配伍
不适宜人群	肺胃虚寒、风寒咳嗽、痰多清稀的病人
保存要点	易被虫蛀，需保存于阴凉干燥处，保存期以 2 年为宜

❋ 北沙参常用食疗保健偏方

（1）北沙参 30 克，麦冬 10 克，桑叶 10 克，玉竹 20 克，黑豆 10 克，煮汤喝，每周 1 ~ 2 次，对秋天皮肤干燥以及证属阴虚型糖尿病有一定的辅助治疗功效。

（2）北沙参与生晒参、灵芝按照 1：1：1 的比例配伍，能调节免疫力，尤其适合中晚期肺癌病人饮用。

（3）猪排骨 250 克，北沙参 20 克，生地黄 30 克，枸杞子 20 克，泽兰 15 克，煮汤饮，每周 1 ~ 2 次，对慢性肝炎、肝硬化病人有较好的辅助治疗功效。

（黄汉超，陈少茹）

大枣 天然的维生素丸

🔴 产地与故事传说

大枣是鼠李科枣属植物枣树的果实，主产于我国河南和山东一带，其中产于山东青州一带者个大、肉厚而甘甜，品质最佳，为道地药材。传说大枣原本是色青味酸涩的，一次王母娘娘和众仙下凡，途中看见山东青州一带的枣树上挂满一层一层翠绿的大枣，忍不住上前采摘，不慎被枣树枝刺伤了手指，血便滴到了大枣上，王母娘娘再想采摘时，守园人正好回来，为免被人发现便和众仙一并悄然离去。后来守园人惊奇地发现，大枣的枣皮变得青中带赤，味道也变得爽脆而甘甜，吃后精力大增，据说这都是因为有了王母娘娘的血滋润的缘故，因而大枣也被誉为"上天的礼物"。现代药理研究表明，大枣富含多种氨基酸、多糖、黄酮类物质以及维生素和三十多种微量元素，故被誉为"植物维生素丸"。

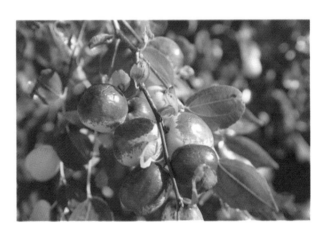

大枣原植物图示

✅ 选购要点

一看，个大饱满，外皮色黑而润泽为佳，个小次之；二尝，肉厚核小、味道甘甜为上品，味酸涩次之。

❀ 大枣饮片示例

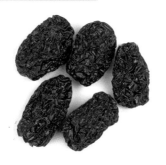 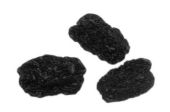

质量较佳的大枣色黑有光泽，肉厚而饱满。

质量欠佳的大枣个头略小，肉质尚饱满，但强光照下带有略透明琥珀色，提示鲜枣经烟熏而成，蒸制未透。

大枣临床使用注意事项	
性味归经	味甘性温，归心脾胃经
功效	补脾胃、益气血、安心神、缓和药性
主治病症	慢性萎缩性胃炎、慢性肝炎、失眠、心悸等
常用量及毒性	无毒，常用量每次 10～20 克，过量食用会导致腹胀、纳呆
不适宜人群	有疳积的小儿，有积滞、痰湿、寄生虫病的病人
保存要点	易被虫蛀及返潮，需存于阴凉干燥处，保存期不超过 2 年

❀ 大枣常用食疗保健偏方

（1）大枣和黑枸杞、桂花按照 1∶1∶1 的比例配伍泡茶，每天 1 次，有很好的安神助眠、护眼效果，注意黑枸杞预热后花青素会分解，因此要用 90℃ 以下的水进行冲泡。

（2）甘草 10 克，浮小麦 30 克，大枣 10 枚，加水煮开后文火熬煮 30 分钟，每晚 1 次，对于小儿夜啼、焦虑症、抑郁症病人有较好的辅助治疗功效。

（3）大枣和生姜按照 2∶1 的比例配伍炖乌鸡肉或兔肉，对于血虚头晕、缺铁性贫血病人有较好的辅助治疗功效。

（4）大枣 10 克，女贞子 20 克，鲫鱼 1 条，煲汤喝，每周 2 次，对于慢性肝炎、肝硬化有较好的调理功效。

（黄汉超，李庆勇）

当归 调经润肠平喘咳

● 产地与故事传说

当归为伞科植物当归的根部,喜湿喜冷,多生长在湿度大的高寒山区,以我国云南、甘肃一带出产者品质较佳,为道地药材。传说在古代,有一对新婚夫妇,青年丈夫为应官府征召到深山采挖仙药。丈夫含泪惜别妻子,叮嘱若自己三年仍不能归家,妻子便可改嫁。结果妻子一等就是三年,日思夜想,但丈夫一直未归。婆婆见状,无奈同意她改嫁。改嫁后不久,青年终于回来了。得知前妻改嫁,懊悔不已,两人相见时抱头痛哭不已,临别时青年把这三年来采挖来的一种草药赠给前妻调补身体,前妻服后,脸色渐转红润,体质转佳,并有了骨肉。后来两人再次相聚,欢喜之余又感叹不已,为纪念当初自己久未归家害得妻子改嫁的沉痛教训,遂将此药取名为"当归"。

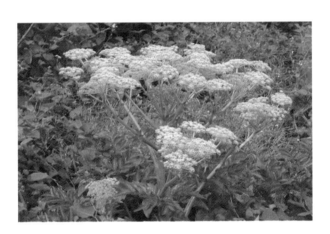

当归原植物图示

✔ 选购要点

(目前市面上以切片为主)一闻,香气浓烈者质优,霉味者质次;二尝,味辛微辣且香者质优。

❀ 当归饮片示例

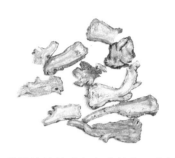 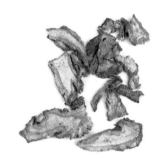

质量较佳的当归色黄棕色，支根少，气味浓郁，无虫蛀口，尝之有辛辣味。

质量欠佳的当归支根稍多，色黄偏红，放置时间偏长。

当归临床使用注意事项

性味归经	味甘辛，性温，归心肝脾经
功效	补血和血、调经止痛、润燥滑肠，有"妇科圣药"之称
主治病症	月经不调、便秘、头晕、冠心病、脉管炎、慢性咳喘
炮制品简介	酒制品活血性能更强；米炒或土炒后养血兼温脾涩肠，有减少滑利的特点；烧炭后收涩敛血功效大增，多用于崩中漏下
常用量及毒性	每次不超过 30 克，大量食用（大于 500 克）会出现心肌损害
不适宜人群	热盛出血者禁服，湿胜中满、大便溏泄者不宜服用
保存要点	带油性，易被虫蛀或霉变，需存阴凉干燥处，保存期不超过 3 年

❀ 当归常用食疗保健偏方

（1）当归和羊肉按照 1：10 的比例同煮，加少许生姜，有养血散寒的功效，对冬季手足冰冻或经行下腹冷痛之女性很合适。

（2）当归 10 克，鸡蛋 1 个，炖服，隔天 1 次，对血虚导致的心悸、失眠较好，也可作为新产妇女的下奶汤水。

（3）当归 10 克，五指毛桃 100 克，枸杞子 10 克，鲫鱼 1 条约 500 克，煲汤饮用，每周 2 次，有助于驱赶体内寒湿，可作为春天的时令保健汤水。

（4）当归、毛冬青、忍冬藤各 30 克，煮水外用泡洗，对治疗脉管炎、下肢动脉闭塞等病症有效。

（黄汉超，李庆勇）

党参 甘缓扶中益五脏

产地与故事传说

党参是桔梗科多年生草本植物党参、素花党参或川党参的干燥根。根据产地不同，党参有西党（也称纹参）、东党、潞党、川党（也称条党）等几种。西党是最常见的党参品种，主产我国陕西、甘肃、山西一带，其中以山西上党地区出产者质量最佳，为道地药材。潞党主产山西，而川党主产于四川、湖北一带。党参入药历史悠久，传说古时山西上党这个地方每到夜里，人们都可以听到有多个人说话的声音，后经道士卜

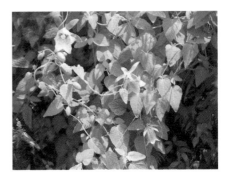

党参原植物图示

卦，在山林下挖到一棵七株相连、形态各异的植物，而且夜里还发出七彩光，道士深知这是仙家宝物，便藏在道观的神像里。一天夜里，道士做了一个梦，梦中这株植物化作七个人，只听见一人对其他几个人在说："道观里的道士坏极了，竟想打我们的主意，我们绝不能让这帮坏人得逞，兄弟们，大哥我尽余力断了仙臂，大家各奔东西吧，山之巅、海之底、沙丘乃海角天涯之地，普通的卦象是找不着的。"说完便消失了，道士惊醒后，赶紧拿出那株夜光草捧在手心，只见夜光草忽然发出刺眼的七彩光，道士眼睛一下子就给亮瞎了。再次醒来的时候，只剩下一株人形植物，旁边还有小段断了的须根，传说这便是党参，也就是夜光草之中的带头大哥，而断下来的须根就是党参的手臂，成了太子参；其余六株中二弟逃了沙滩，后来变成了沙参；三弟逃去了沙漠，变成有"沙漠人参"之称的肉苁蓉；四弟逃去了西域戈壁，变成了"高原人参"红景天；五弟潜入深海石底，变成了"海中人参"海参；六弟藏身深山石壁中，变成了"九大仙草"之首的金钗石斛。

选购要点

一看，根条肥大、横纹多；二摸，手感柔软而粗实、外皮紧着；三尝，味甘甜，嚼而无渣。

❀ 党参饮片示例

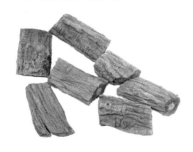 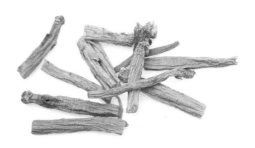

质量较佳的党参较为粗壮，可见纵皱纹及"豆豉点"，菊花心明显。

质量欠佳的党参较为幼细，"狮子头"和自身直径相比较细，参头下以纵纹为主。

党参临床使用注意事项	
性味归经	味甘性平，归肺脾二经
功效	健脾补肺，安神助眠，益气生津
主治病症	脾胃气虚型消化系统疾病、慢性阻塞性肺疾病、放化疗后免疫力低下
炮制品简介	补气健脾宜米炒，润燥养阴宜蜜灸，脾虚泄泻用土炒品
常用量及毒性	每次 10～30 克，用量过大可导致心悸、失眠等不适
配伍宜忌	不宜与藜芦、莱菔子、五灵脂配伍，吃党参同时不宜吃白萝卜
不适宜人群	实热证病人、癫痫者
保存要点	密闭存于干燥通风处，保存期不宜超过 3 年，霉变或发黑不宜再用

❀ 党参常用食疗保健偏方

（1）党参 20 克，灵芝 10 克，枸杞子 10 克，鸡蛋 1 个，煮汤饮，每周 2 次，党参和枸杞是常用的补益搭配，该汤对失眠、慢性肝炎、放化疗术后有较好的调理功效。

（2）党参 30 克，扁豆 10 克，白茯苓 20 克，鲜山药 50 克，粳米 50 克，煮粥吃，对于气虚型肠易激综合征、慢性结肠炎、胃肠功能欠佳的病人有较好的调理功效。

（李庆勇，黄汉超）

红参 温阳救急功独擅

产地与故事传说

红参是在普通人参的基础上经过反复蒸晒加工而成，其制作工艺传说为药王孙思邈所发明，其弟子檀林在此基础上经过反复研究，用泡—蒸—晒结合的方法进行炮制，使红参回阳救逆的功力更胜一筹，深得当朝皇帝赞许，被称为"回阳参"。唐宋时，朝鲜是我国的附属国，别称高丽王朝，每年均向我国进贡。由于高丽地区寒冷，回阳参驱寒效果特别好，被高丽王朝视为皇家珍品。我国医学家也发现，朝鲜半岛南部所出产之人参参条粗大，更适合用于炮制回阳参，因此朝鲜半岛南部自古以来就是著名的人参出口地。清末战乱，日本人在旅顺屠城时把孙思邈传人一家都杀了，由于回阳参的制作工艺是口口相授，并无著作留下，自此中国方面有关回阳参的制作工艺就此失传，朝鲜由于沦为了日本的殖民地被日本人监控，我国多位医药学家多次登门造访均无功而返，南北韩独立后，回阳参被韩国更名作高丽参，作为韩国的文化遗产一直保留至今。

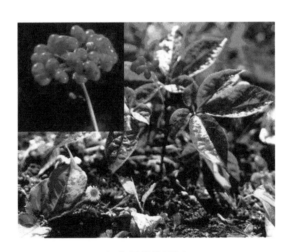

红参原植物图示

红参饮片示例

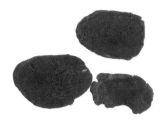

原条红参。

此为压制后切片的红参片，由于为数条红参一起压制，已看不到清晰的菊花心，一般购买时最好买原条的红参。

红参临床使用注意事项

性味归经	味辛性温，归肺脾经
功效	温阳益气，回阳救逆，健脾补肺
主治病症	脾肺虚寒型咳嗽、冠心病、心力衰竭、心源性或感染性休克
常用量及毒性	每次 5 ~ 10 克，用量过大可致心悸、流鼻血、口舌生疮、便秘
配伍宜忌	不宜与藜芦、莱菔子、五灵脂配伍，吃红参同时不宜吃白萝卜
不适宜人群	实热证病人、癫痫者
保存要点	密闭存于干燥通风处，保存期不宜超过 3 年，霉变或发黑不宜再用

红参常用养生保健偏方

（1）红参 5 克，黄芪 20 克，枸杞子 10 克，乌鸡肉 500 克，生姜 3 片，炖汤饮，适合在冬天饮用，能温阳活血，是冠心病、心功能不全病人的御寒佳品。注意红参性热，即使炖汤也不宜过度，一般每周不宜超过 2 次。

（2）红参 20 克，炖服，对于突发出冷汗、头晕乏力等阳虚证有救急作用。

（3）红参 5 克，鹿茸 3 克，瘦肉 100 克，炖汤饮，每周 2 次，对表现为下腹喜温、手足冰冻、月经量少、宫寒不孕的血脉虚寒的女性，有较好的辅助治疗功效。

（李庆勇，黄汉超）

西洋参 益气养阴退虚热

● 产地与故事传说

　　西洋参原产于北美加拿大魁北克省及美国威斯康星州一带，尤以美国威斯康星州出产者品质最佳，因为美国当时被称为花旗国，故西洋参也被称为花旗参。据说西洋参是18世纪法国传教士根据我国所绘的图在加拿大一带最先发现的，当地人并不知道西洋参的功效，传入中国后，我国太医院对之十分重视，反复研究后发现西洋参对比起中国人参性偏凉，更重于滋阴生津，清降虚火，特别是对中暑高热者效果奇佳，清代汪昂更将之列为新发现的中药而写进《本草备要》。自此西洋参便由一文不值的草药变成了堪比黄金的名贵药材，人们开始广为种植，我国也在20世纪70年代开始引种西洋参，反复研究试验后终获成功，80年代开始在吉林、山东一带大面积种植，我国现时也成了西洋参的主要出口国之一。

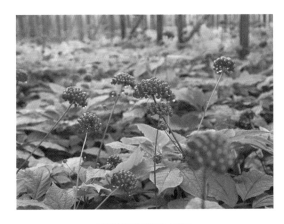

西洋参原植物图示

✔ 选购要点

　　一看，参外皮呈土黄色，芦头下模纹多而密；二模，体硬而轻；三闻，气味清香；四尝，参味浓香者为佳品。

❀ 西洋参饮片示例

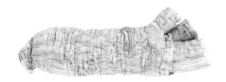 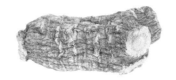

进口西洋参：顶部芦头略偏一边，皮较细腻，上部从参头开始可见纵纹，中下部横纹较细密，质地较坚实而重。

国产西洋参：芦头大而居中，参体短，皮较为粗糙，颜色深，纵纹深而明显，横纹不如进口西洋参密集，质地较轻，菊花心清晰可见，这种国产西洋参品质较佳。

西洋参临床使用注意事项	
性味归经	味甘微苦性寒，归肺脾二经
功效	益气养阴，清火生津，安神助眠、抗肿瘤、抗应激
主治病症	小儿高热不退、夏季热、暑温发热、阴虚内热、放化疗术后
常用量及毒性	每次 3～10 克，用量过大可导致反胃恶心、失眠等不适症状
配伍宜忌	不宜与藜芦、莱菔子、五灵脂配伍，吃西洋参同时不宜吃白萝卜
不适宜人群	阳虚证、虚寒证人士，癫痫者，胃有寒湿者
保存要点	密闭存于低温干燥处，保存期不宜超过 3 年

❀ 西洋参常用食疗保健偏方

（1）切片西洋参 3 克，蜂蜜 10 毫升，两者相配有很好的抗疲劳、恢复体力功效，对户外剧烈运动或重体力劳动者、暑天室外活动者较为适合。

（2）西洋参 10 克，冬瓜 500 克，荷叶 1 张，水鸭 1 只约 500 克，生姜 3 片，煲汤饮，每周 2 次，对于肺结核、恶性肿瘤有很好的调理功效，也是夏日保健饮品。

（3）西洋参 10 克，地骨皮 20 克，甲鱼 500 克，生姜 3 片，炖汤饮，每周 1 次，对顽固性盗汗以及肺结核、淋巴瘤所导致的夜间低热症状有较好的调理功效。

（李庆勇，黄汉超）

太子参 生津补肺治虚汗

● 产地与故事传说

太子参为石竹科假繁缕属植物孩儿参的块根，生于山坡林下和岩石缝中的湿润腐殖砂土之中，主产于我国江苏、安徽、山东等地。

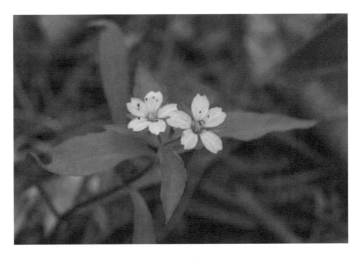

太子参原植物图示

✓ 选购要点

太子参以根茎粗壮、上下较为均匀、表面色黄白、断面色黄白而亮、无须根者为佳品。

❀ 太子参饮片示例

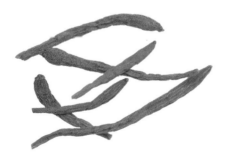 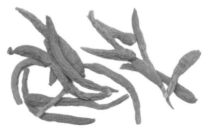

质量较佳的太子参呈纺锤形，有纵皱纹，体形较粗长，质硬而脆。

质量欠佳的太子参体形稍短，纵皱纹不如优质品多且密。

太子参临床使用注意事项	
性味归经	味微苦，性微寒，归肺脾二经
功效	益气生津、补脾润肺
主治病症	小儿虚汗、夏季热以及病后食欲不振、口干、心功能不全
常用量及毒性	每次 10～20 克，用量过大可导致失眠、流鼻血等不适症状
配伍宜忌	不宜与藜芦、莱菔子、五灵脂配伍，吃太子参同时不宜吃白萝卜
不适宜人群	感冒未清者、癫痫者
保存要点	密闭存于干燥通风处，保存期不宜超过 3 年，霉变或发黑不宜再用

❀ 太子参常用食疗保健偏方

（1）太子参 20 克，黄精 15 克，浮小麦 30 克，鲫鱼 1 条，生姜 3 片，煲汤饮，每周 1 次，对于气虚型自汗证、小儿头汗多者有比较好的辅助治疗作用。

（2）太子参 15 克，麦冬 10 克，石斛 10 克，瘦肉 500 克，炖汤饮，每周 1 次，对肺结核以及肺癌、胃癌病人放化疗后患者有较好的调理功效。

（李庆勇，黄汉超）

生地黄 滋阴凉血败瘟疫

产地与故事传说

生地黄为玄参科地黄属地黄的块根，我国各地均有栽培，主产于河南、河北、山东、陕西、内蒙古、辽宁、浙江一带，其中河南温县、博爱、孟州市等地所生产的生地黄质量较优，是著名的四大怀药之一。传说在西汉时期，京师长安每隔一两年便有一次瘟疫，患病者以士兵为多，大多表现为高热、口鼻出血，死者无数，幸存者也得休息一年以上方复原，严重影响了战斗力。汉高祖刘邦遂命人四处寻觅药方以缓解瘟疫，后来在一个道观得到一个秘方，就是用鲜生地黄磨汁，有很好的退热止血功效，刘邦遂命人广为种植，并发御旨：如种植超一顷并每年能进贡超 20 石者即可获封，进贡越多封侯越高。民众得知后便广为种植，大大缓解了京师的疫情，不少人都获封了乡官，种植最高者还获封了县令一职，成为一段佳话。

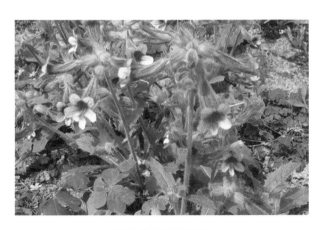

生地黄原植物图示

选购要点

生地黄以茎横切面大、体重、断面乌黑、味甘苦者为佳品，横切面小、体轻、味酸者质量次之。

✿ 生地黄饮片示例

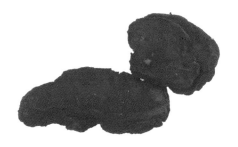
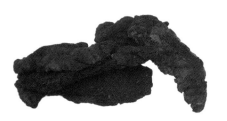

质量较佳的生地黄块茎肥大，断面灰黑。

质量欠佳的生地黄色欠润泽。

生地黄临床使用注意事项	
性味归经	味甘苦，性寒，归心肝肾经
功效	清热凉血，生津润燥
主治病症	外感高热、护肝解毒、辅助降血糖
常用量及毒性	安全无毒，一般每次 10～30 克，大于 100 克可能出现腹泻、反胃
配伍禁忌	忌和贝母搭配，忌同食白萝卜、葱白、韭菜、荞头
不适宜人群	胃寒或脾虚泄泻、胃肠气滞者
保存要点	存放于阴凉干燥处，保存期以 2 年为宜

✿ 生地黄常用食疗保健偏方

（1）生地黄 30 克，绿豆 60 克，土茯苓 30 克，白鸽 1 只，煲汤饮，每周 2 次，有养血去疮的功效，对青春期痤疮疗效较佳。

（2）生地黄 30 克，白茅根 20 克，青天葵 10 克，蜜枣 1 个，煲水代茶饮，有助于预防流感和流行性结膜炎。

（黄汉超）

熟地黄 养血填精延寿龄

产地与故事传说

生地黄经过黄酒蒸制后便为熟地黄，是最常用的补益肝肾药材之一。传说药王孙思邈一次外出游玩中无意间发现一户长寿家族，细细问询才发现这个家族有四季服用熟地黄的习惯，孙思邈回来后便潜心研究地黄的炮制，结合自己平生所学，终于研制出了"九蒸九晒"的炮制工艺。据说孙思邈服用了熟地黄后，又多活了四十多年，直到一百四十多岁才无疾而终。

选购要点

一看，油润度，乌黑油润有光泽者为佳品；二摸，摸起来质感柔软而不黏手为佳品；三闻，闻起来有芳香味道；四尝，嚼之味甘甜无渣为佳品，若苦涩者质量稍次。

熟地黄饮片示例

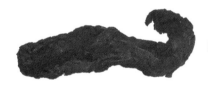

质量较佳的熟地黄内外乌黑润泽，质感柔软而黏手。

质量欠佳的熟地黄润泽度不足。

熟地黄临床使用注意事项	
性味归经	味甘，性微温，归肝肾经
功效	补益肝肾，养血滋阴，延年益寿
主治病症	肾虚腰痛、消渴、头晕、潮热骨蒸、肾虚咳喘
常用量及毒性	一般每次 20～30 克，大于 60 克容易出现饱胀不适
配伍禁忌	忌和贝母搭配，忌同食白萝卜、葱白、韭菜、荞头；宜和砂仁配伍使用
不适宜人群	脾胃虚弱、气滞痰多、腹满便溏者
保存要点	存放于阴凉干燥处，保存期以 2 年为宜

🌿 熟地黄常用食疗保健偏方

（1）熟地黄 20 克，当归身 10 克，陈皮 6 克，白术 20 克，鹧鸪 1 只或瘦肉 500 克，炖服，每周 1～2 次，对于口干、体型偏瘦、气短、痰多不易咯的慢性阻塞性肺疾病病人有比较好的调理作用。

（2）熟地黄 30 克，续断 15 克，干猪蹄筋 100 克，煲汤饮，每周 2 次，能促进骨折愈合，尤其适合用于老年人骨折术后的调补。

（4）熟地黄 20 克，巴戟 10 克，桑寄生 10 克，独活 5 克，炖瘦肉，每周 2 次，有助于减少肾虚尿频症状，并预防再中风。

（黄汉超）

冬虫夏草 西域高原黄金草

● 产地与故事传说

　　冬虫夏草是麦角菌科虫草属真菌冬虫夏草的子座及其寄主蝙蝠科昆虫蝙蝠蛾等幼虫（菌核）的复合体，是名贵中草药之一，主产于我国四川、青海、贵州、云南等高海拔区域，以四川产量最大。传说纣王长子殷郊被申公豹诱惑，倒戈相向，欲盗取其师广成子的天蚕逃跑，被其师发现后，殷郊把翻天印对准师傅，危急之时，姜子牙赶到，用打神鞭一指，击中殷郊手臂，他手中的天蚕钵和翻天印顿时跌落凡间，翻天印神光照出，蚕钵四分五裂，天蚕入土后便不见踪影，后来在天蚕入土之处长出了一株株金黄色的小草，传说这就是天蚕变化而成的。因为外观色黄，价格十分昂贵，故又有"黄金草"之称。

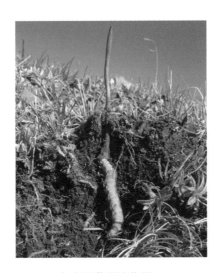

冬虫夏草原植物图示

✔ 选购要点

　　丰满肥大、完整、菌座短小者为佳，破碎者质量次之；颜色金黄者佳，色暗者较差。

❀ 冬虫夏草饮片示例

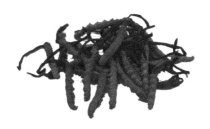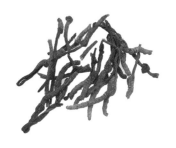

质量较佳的虫体色泽黄亮、完整、粗壮肥大，横皱纹清晰明显，虫体中部的 4 对足清晰。

质量欠佳的虫体较为瘦削，菌座较长。

冬虫夏草临床使用注意事项	
性味归经	味甘微温，归肺肾二经
功效	清热凉血，生津润燥
主治病症	肺虚喘咳、肾虚精弱、免疫力低下、慢性肾功能不全
常用量及毒性	安全无毒，一般每次 5 ~ 10 克，炖服
不适宜人群	外感表证未除者慎用
保存要点	存放于冰箱等凉暗处，保存期不超过 2 年，否则虫体变干硬

❀ 冬虫夏草常用食疗保健偏方

（1）冬虫夏草 10 条，配伍天冬 10 克，百合 20 克，炖瘦肉或水鸭肉 500 克，每周 2 次，适用于肺肿瘤、肺结核患者。

（2）冬虫夏草和三七按 1∶1 的比例加入瘦肉同炖，每周 2 次，有降低尿蛋白、尿肌酐、转氨酶的功效，适用于慢性肝炎、慢性肾功能不全、高血压肾病患者。

（3）冬虫夏草 10 条，党参 20 克，枸杞子 10 克，乌鸡肉 500 克，隔水蒸炖，每周 2 次，有一定的种子调经功效，男女可服。

［备注］

虫草的替代品例如金水宝胶囊、宁心宝胶囊等中成药以及蛹虫草、蛹虫草花等功效接近，性价比高，对于慢性肾功能不全、心律失常、慢性肝炎、慢性阻塞性肺疾病都有较好的调理功效，可以选用。

（黄汉超，黄楚燕）

杜仲 补肾君子助降压

产地与故事传说

　　杜仲为杜仲科植物杜仲的树皮，为国家二级保护植物，主产于我国四川、山西、湖北、河南及云南、贵州等地。传说古时有一个叫杜仲的木工，手艺很好，有一次被邀请到一座道观翻新，在重修老君殿时，杜仲搬抬重物后忽觉腰痛，一连几天都下不了床走路，很是着急。一天夜里，杜仲梦见老君殿里端坐的太上老君忽然向自己走来，举起拂尘不断鞭打自己的床，并大声说道"该起来啦"，杜仲一下子惊醒，觉得梦境真实，不敢有违仙训，遂慢慢走到后山锯木，走到一棵大树下一锯，一块树皮掉了下来，捡起来一看，这块树皮乌黑油亮，拆开一看丝丝相连，如太上老君的拂尘丝一般。杜仲十分惊奇，小心翼翼地拿着树皮回去煎水服用，服药后腰腿痛居然好了，众人一听，皆说这是太上老君赐予杜仲的药物，其他几个有腰痛病的人服用后症状也大有好转。因为是杜仲首先发现的，遂把它命名为"杜仲"。

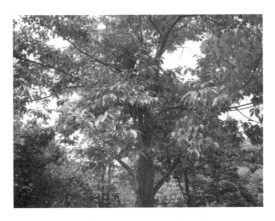

杜仲原植物图示（杜仲树）

选购要点

　　一看，皮厚而大，外面黄棕色，内面黑褐色而光亮者质量较佳，皮薄者质量稍次；二摸，质脆易断，折断时丝多者质量较佳，丝少而质硬者稍次。

✿ 杜仲饮片示例

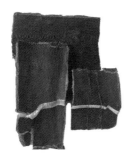

质量较佳的杜仲树皮色灰褐而厚实，内面色黑而有光泽，纹理较粗而深，折断后丝白而细密。

质量欠佳的杜仲树皮色黄褐，内面色浅而无光泽，折断后丝少而疏。

杜仲临床使用注意事项	
性味归经	味甘微辛，性温，归肝肾经
功效	补肝肾、强筋骨、安胎，药性平缓，有"补肾君子"之称
主治病症	肾虚腰痛、胎动不安、下阴湿痒等，并辅助降血压
常用量及毒性	常用量每次 20～30 克，大于 50 克可出现口干、流鼻血等症状
炮制品简介	盐制品入肾，补肾降压效果更好
不适宜人群	阴虚火旺、血燥者
保存要点	存放于阴凉干燥处，保存期以 2 年为宜

✿ 杜仲常用保健食疗偏方

（1）杜仲 20 克，白术 15 克，菟丝子 10 克，鸡肉 250 克，煲汤饮，每周 2 次，对于证属肝肾亏虚的妊娠胎动不安、习惯性流产病人比较合适。

（2）杜仲 30 克，核桃 20 克，芡实 15 克，猪尾骨 500 克，煲汤饮，每周 2 次，对于肾虚型腰痛、夜尿多的中老年人比较适合。

（3）杜仲 20 克，小茴香 10 克，车前子 10 克，猪小肚 1 副，煲汤饮用，每周 2 次，该方对于慢性泌尿系感染、腺性膀胱炎病人有一定的辅助治疗功效。

（4）杜仲和桑寄生按 1：1 的比例煲茶饮，每天 1 次，有辅助降血压功效。

（黄汉超，李庆勇）

枸杞子 延年益寿红精灵

● 产地与故事传说

枸杞子为茄科植物枸杞或宁夏枸杞的成熟果实，主产于我国宁夏、四川、甘肃、内蒙古一带。宁夏地区因日照时间较长，砂质土地较为肥沃，较适合枸杞的生长，这里出产的枸杞子尤其是出口装的贡果王以肉厚、色红、粒大、味甘甜、质柔软为特征，富含多糖、胡萝卜素、铁以及氨基酸成分，质量最优，被称为"枸杞王"。在北宋《太平圣惠方》中记载一个枸杞子的传说，某使者出差西河，遇一妙龄女子追打一耄耋老人，老者连忙躲闪却不敢还手，使者好奇之下，拦住问她究竟，女子回答："这是我家曾孙，今年80岁，家有良药，他不肯服食，才变得如此老态，所以要罚他。"再细问，原来那妙龄女子已经370岁！其不老的良方就在于她长年服食枸杞子。枸杞子的抗衰老功效可见一斑。

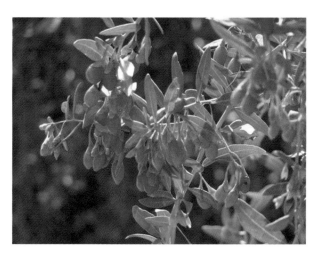

枸杞子原植物图示

✔ 选购要点

一看，肉厚、色红、粒大；二尝，味甘甜、质柔软为佳品。

❀ 枸杞子饮片示例

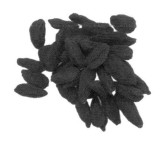 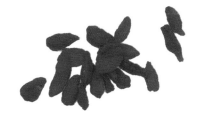

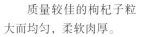

质量较佳的枸杞子粒　　　　质量欠佳的枸杞子大小不
大而均匀，柔软肉厚。　　　一，而且部分有发黑霉变。

枸杞子临床使用注意事项	
性味归经	味甘性平，归肝肺肾经
功效	滋肾明目、润肺生津、强性助精、提高免疫力、促进造血
主治病症	慢性肝炎、糖尿病、高脂血症、弱精症、白内障
炮制品简介	生品润肺生津，盐制后补肾功效更佳
常用量及毒性	无毒，一般每次 10～30 克，服用过量会助火生热
不适宜人群	外感湿热、脾虚有湿、热毒疮疡、腹泻患者
保存要点	存放于阴凉干燥处，保存期不超过 2 年，变黑受潮不能食用

❀ 枸杞子常用食疗保健偏方

（1）五味子 10 克，女贞子 15 克，枸杞子 10 克，西洋参 10 克，代茶饮，每天 1 次，适合高血压、慢性支气管炎、慢性肝炎病人以及常感疲劳乏力的人士作为日常食疗方。

（2）菠菜 1 斤，枸杞 30 克，瘦肉 250 克，生蚝 1 斤，生姜 3 片，滚汤饮用，每周 2 次，对弱精症人士较为合适。

（3）枸杞子 10 克，菟丝子 10 克，女贞子 10 克，决明子 10 克，焗泡代茶饮，每天 1 次，最适合白领、用眼过度人士的日常调补，对于白内障、糖尿病也有一定的辅助治疗功效。

（黄汉超，阮才芳）

海参 美颜养精抗疲劳

● 产地与故事传说

　　海参是刺参科刺参属动物刺参、绿刺参、花刺参的全体，是四大名贵海味"鲍参翅肚"中所指的"参"，刺参以日本北海道一带出产者为佳品，我国以辽宁一带出品者为优。绿刺参、花刺参两个品种主要分布于我国西沙群岛、雷州半岛一带。海参在日本别名"海神"，被渔民誉为"有神力的海上补品"，据说明末中国著名海商郑芝龙，年过五旬仍精力充沛，容颜不老，其保养秘诀就是经常吃海参，他认为海参不仅能补精力，而且能保航海人海上平安，所以每次出海前都会捕捞足够的海参才出发，皇宫贵族得知后也纷纷效仿，由于野生海参产量少，故是当时十分名贵的宫廷补品。

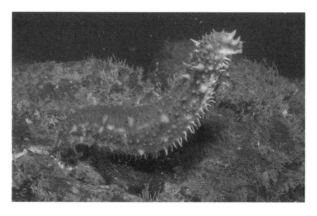

海参原动物图示

☑ 选购要点

　　一看，以体呈纺锤形、个大身干、肉厚而饱满、吸盘大、刺多而长而坚者为优，如大小都很均匀、刺长短都基本一致，可能为假冒伪劣品；二闻，有刺鼻味道，品质较次。

❀ 海参饮片示例

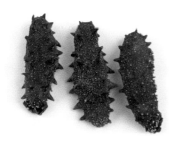 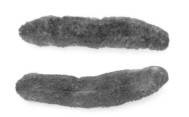

质量较佳的海参呈均匀棕黑色，钉刺较多且长短不一。

质量欠佳的海参虽个头大，但色泽不均匀，体长无钉刺，可能为浅海养殖。

海参临床使用注意事项	
性味归经	味甘咸性平，归肝肾二经
功效	补肾益精、养血润燥，"其性温补，足敌人参"
主治病症	心脑血管病患者、接触放射性工作者及产后、放化疗后、大手术后恢复体力的理想保健品
常用量及服法	干品每次 10～20 克，多食会滞腻碍脾而生火
不适宜人群	性偏滑利者，易腹泻、痢疾以及感冒未清者
保存要点	在冰箱中用玻璃或塑料盒密封，忌潮湿闷热

🐟 海参常用食疗保健偏方

（1）干海参 20 克，水鸭肉 250 克，干山药、天冬各 10 克，炖汤饮用，每周 2 次，对肺结核、肺肾阴虚型慢性支气管炎、肺气肿病人以及慢性便秘者有效。

（2）干海参 20 克，菟丝子 10 克，核桃肉 20 克，枸杞子 10 克，鸡肉 100 克，炖汤饮，每周 3 次，连续服用 1～2 个月，对肾虚型腰痛以及阳痿、弱精证或宫寒不孕的人士有很好的调补作用。

（3）干海参 20 克，田七 10 克，鸡肉 250 克，黑木耳 5 克，生姜 3 片，炖汤饮，每周 2 次，有助于改善血液循环，调节植物神经，适合冠心病、脑血管病后遗症、经常接触放射线人士食用。

（4）干海参的泡发方法：干海参放于洁净不锈钢、塑料、玻璃或陶瓷容器中，先用清水或蒸馏水泡 48 小时，每 12 小时换水 1 次，浸软后去掉内脏、筋膜，煮沸后用小火煮 30 分钟，熄火放凉后存放冰箱，24 小时后再次煮沸 10～20 分钟，冷却后再放入冰箱，反复操作直至完全发胀。倒入凉开水没过上面，存于冰箱之中，使用时再取出，一般保存期约 2 周。

（黄汉超，李庆勇）

海马 补肾催生壮筋骨

● 产地与故事传说

海马为海龙科海马属动物线纹海马、刺海马、大海马（又称克氏海马）等多种海马去除内脏后的动物全体，主要分布于我国广东及南海沿海区域，以大海马、三斑海马为优等品。传说海龙和海马原本都是龙宫的武将之一，因为捉拿青牛怪有功，两人均被赏赐了刀枪不入的铁甲，镇守龙宫监狱大门。青牛怪的堂兄九头鸟为给其堂兄报仇，想出反间计：他把自己变身为一个美少女，在两人面前现身后又单独约两人见面，在海龙面前说海马对自己图谋不轨，在海马面前数落海龙如何好色，两人终于反目成仇，大打出手，九头鸟乘机打开了龙宫监狱大门，救出青牛怪，两人才恍然大悟，龙王得知勃然大怒，下令将两人的铁甲衣脱下并用捆仙索绑起来，只露出嘴巴，这就是为什么今天海龙和海马身上都有一道道的横纹，走路也只能一跳一跳，传说就是被捆仙索惩戒所致。

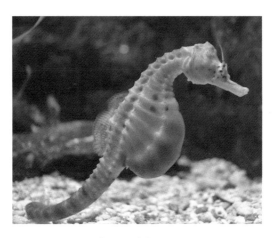

海马原动物图示

✓ 选购要点

一看，个大、质硬、色白、体型完整为优；二闻，味咸腥为佳品，味陈霉者不建议购买。

❀ 海马饮片示例

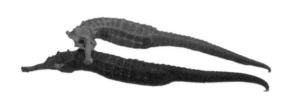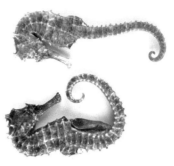

质量较佳的海马体型较大（身长 20 厘米）而且较为壮实，色泽均匀。

质量欠佳的海马体积较小而且颜色不够润泽。

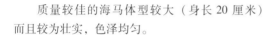

海马临床使用注意事项	
性味归经	味甘咸性温，归肝肾二经，富含微量元素和性激素
功效	补肾壮阳、催生、消肿散结、平喘涩遗
主治病症	阳痿、宫寒、弱精症、骨折术后、哮喘、子宫肌瘤
常用量及服法	每次 10 ~ 20 克，一般每次公母配对使用，久服或过服会助火反致失眠、口腔溃疡
不适宜人群	妊娠、阴虚内热、感冒未清者
保存要点	密闭存于干燥阴冷处，保存期以 3 ~ 5 年为宜

❀ 海马常用食疗保健偏方

（1）海马 1 对，枸杞子 10 克，黄花胶 1 块约 20 克，鸡肉 250 克，隔水蒸炖，每周 2 次，对肾虚型前列腺炎、夜尿增多、女性带下以及弱精症人士十分合适。

（2）当归 10 克，海马 1 个约 5 克，鸡肉 250 克，隔水蒸炖 1 小时下盐调味，每周 2 次，对肾虚型支气管哮喘、肺气肿病人有较好的辅助治疗功效。

（3）上好黄酒 50 毫升，大海马 1 个约 10 克，将海马放在小火中烤热，至通身焦黄后杵碎，加入黄酒中炖 30 分钟即可饮用，有补肾催生的功效，可用于妇人临产宫缩乏力。服食时用酒送服，连渣一起吃效果方显著。

（黄汉超）

海龙 壮阳续骨疗跌损

● 产地与故事传说

　　海龙是海龙科动物刁海龙、尖海龙、拟海龙除去皮及内脏的干燥全体，因为嘴长如龙头状故得名。以刁海龙为上品，主产于广东、海南岛沿海，是传统的名贵滋补药材，素有"北方人参，南方海龙"之说。

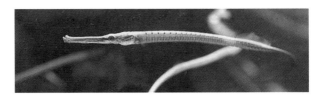

海龙原动物图示

✔ 选购要点

　　一看，个大、质硬、色白、体型完整为优，最好于躯干部上侧棱骨环相接处有一列黑褐色斑点；二闻，味咸腥为佳品，味陈霉者不建议购买。

❀ 海龙饮片示例

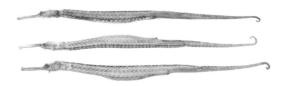

　　质量较佳的刁海龙体型大而棱角分明，质硬厚实，颜色深沉而有光泽，背部有一列黑点。

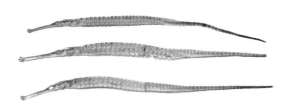

质量欠佳的刁海龙虽体积不小，但壮实度不足，且颜色不够均匀。

海龙临床使用注意事项	
性味归经	味甘咸性温，归肝肾二经，富含微量元素和性激素
功效	补肾壮阳、催生、消肿散结、疗跌打损伤
主治病症	阳痿、宫寒、弱精症、骨折术后、肺肿瘤、宫颈癌
常用量及服法	每次 10～20 克，久服或过服会助火反致失眠、口腔溃疡
不适宜人群	妊娠、阴虚内热、感冒未清者
保存要点	密闭存于干燥阴冷处，保存期以 3～5 年为宜

🌊 海龙常用食疗保健偏方

（1）海龙 1 条约 20 克，骨碎补 10 克，菟丝子 10 克，猪脊骨 250 克，小火炖 2 小时后下盐调味即可饮用，有较好的成骨功效，适用于骨折康复期、骨结核病人。

（2）大海龙 10 条约 250 克，枸杞子 50 克，60°白酒 10 斤，先将海龙蒸约 10 分钟，然后放入白酒中，密封瓶口浸泡 3 个月后再喝，每服 10 毫升。对于肾虚型腰椎间盘突出症、阳痿、盆腔慢性炎症性包块等有一定的辅助治疗功效。

（3）海龙 1 条约 20 克，干香菇 20 克，紫菜 10 克，红枣 30 克，加水文火熬煮 15 小时后即可饮用，对淋巴结结核、慢性淋巴结炎等有较好的辅助治疗功效。

（黄汉超）

何首乌 黑发润肠去风疹

● 产地与故事传说

何首乌又名地精，是蓼科蓼属植物何首乌的块根，主产于我国广东、广西、河北、山西、四川、贵州、云南、陕西等地，以广东德庆地区出产的何首乌质量为佳，是广东的道地药材之一。传说古时有一个人名叫何田儿，自小身体虚弱，早生华发，时常被众人嘲讽，后跟人到山中采药。一天酒醉后卧在野外石块上酣睡，午夜一觉醒来，月光下见面前有株植物藤枝互相交缠，难以分开，花朵隐透幽幽紫光，拔起一看，滕根状如人形合抱，何田儿十分惊奇，拿回家让众人看了也说不清这是什么药材。有位老者说，可能是一种仙药。他抱着试试看的心态服药，用药后居然精力渐旺盛，毛发渐黑，还生了好几个子女。他把这种神药传给子孙吃，结果祖孙三代都活到了 130 多岁。其后便把这种能够延年益寿、强身健体并且乌须黑发的药叫作何首乌。

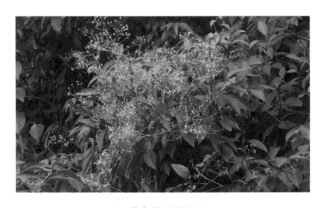

何首乌原植物图示

✔ 选购要点

以根块肥厚、质重、坚实、纵纹多、起粉性、断面色棕红且有云锦样花纹者为佳品。

❀ 何首乌饮片示例

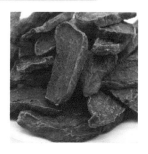 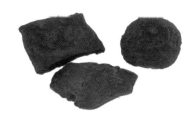

质量较佳的制何首乌（市面上多为制何首乌，生何首乌容易中毒）锦云纹清晰，而且质坚实，尝之无麻涩的味道。

质量欠佳的制何首乌锦云纹不够清晰，体轻而不够坚实，尝之有轻微发涩感。

何首乌临床使用注意事项	
性味归经	味甘苦涩，性微温，归肝、心、肾经
功效	养血荣筋，润肠通便，祛风解毒，能"平调阴阳"
主治病症	头晕失眠、须发早白、高脂血症、风疹痒疮、皮肤痈毒
炮制品简介	生何首乌有毒，不宜服用，一般用黑豆汁或黄酒炮制
常用量及服法	每次 15～30 克，过量容易有损肝
配伍宜忌	不宜同时吃猪肉、羊肉、羊血、萝卜、葱、蒜等食材
不适宜人群	大便溏泻或自身痰湿较盛者
保存要点	存于阴凉干燥处，一般保存期以 3 年为宜

❀ 何首乌常用食疗保健偏方

（1）制何首乌 50 克，黄精 20 克，山楂 50 克，瘦肉 500 克，生姜少许，煲汤饮，每周 2 次，该食疗方有助降血脂，尤其对阴虚血瘀型高脂血症病人比较适合。

（2）制何首乌 30 克，熟地 30 克，当归 15 克，白酒 1 000 毫升，浸泡 15 天后可以饮用，每服 10 毫升，每天 1 次，对于肝肾亏虚型早生华发者疗效较好。

（4）制何首乌 100 克，猪大肠 1 条约 30 厘米长，文火熬煮 30 分钟，喝汤吃猪大肠，连服 20～30 天，同时用何首乌 50 克加食盐煎水至 500 毫升外洗，有消痔功效。

（5）防风、制何首乌、苦参、艾叶、薄荷各 20 克，煎水外洗，对于风痒癣疹、疥疮、荨麻疹、慢性湿疹等瘙痒性皮肤病有一定的辅助治疗功效。

（黄汉超，陈少茹）

石斛 养阴退热治去目翳

● 产地与故事传说

石斛是金兰科植物金钗石斛或多种同属植物的茎，生长于半阴半阳的湿润环境之中，在我国有金钗石斛（主产于四川及云贵高原的高山岩石中）、铁皮石斛（主产于云贵高原及广西、湖北）、黄草石斛（主产于广西、湖北）、环草石斛（主产于广东、广西、云南、贵州）、铜皮石斛、霍山石斛等多个品种。传说秦朝时徐福受命东渡寻找长生不老药，后来在蓬莱岛发现自己所带的大雁一天夜里吃了一种发光的草后变得通身金黄，神采奕奕，徐福知道这就是苦苦寻找的长生仙草，赶紧挖了几株骑着大雁飞回，但到咸阳时秦皇嬴政已经病逝，徐福遂用这株仙草熬汁滴入嬴政嘴中，用金雁伴葬，秦皇嬴政下葬前仍栩栩如生。后来楚霸王项羽命人挖掘秦皇陵，这只金雁也一并飞出，令众人惊叹不已，据说这株长生仙草正是野生铁皮石斛。

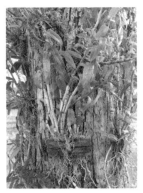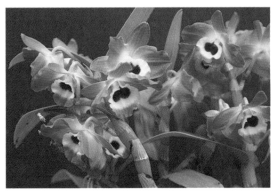

铁皮石斛原植物图示（图左为铁皮石斛，图右为金钗石斛）

✔ 选购要点

一看，色金黄或暗黄绿、茎粗壮而饱满为佳品；二摸，质坚实略韧、易折断为佳品；三尝，嚼时黏性足甚至如脂膏口感，并且渣越少越为优质石斛。

❀ 石斛饮片示例

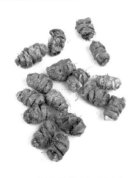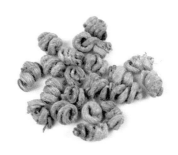

质量较佳的石斛色黄绿，茎较粗，而且白丝较多，为铁皮枫斗。

质量欠佳的石斛茎较细，色偏暗沉，而且白丝不够多，嚼之较多渣，不如优质石斛有回甘。

石斛临床使用注意事项	
性味归经	味甘性微寒，归肺胃肾经
功效	清肺胃热、生津除烦、提高免疫力
主治病症	养阴退热、目暗不明、声音沙哑、消渴、肺虚久咳
不同品种简介	金钗石斛及铁皮石斛较为苦寒，用于热毒型肿瘤、热病；黄草石斛、环草石斛、细叶石斛用于调补肺胃阴津
常用量及毒性	无毒，普通石斛每次 10～20 克，金钗石斛或铁皮石斛每次 3～6 克，大量食用会导致腹泻、反胃、恶心流涎
不适宜人群	大便溏薄、肺胃虚寒者不宜使用
保存要点	干燥通风处，忌高温潮湿，保存期以 2 年为宜

❀ 石斛常用食疗保健偏方

（1）石斛 20 克，芦根 20 克，天冬 10 克，麦冬 15 克，煎水饮用，对热病后的口干、反复低热有一定的治疗功效。

（2）石斛 10 克，山药 20 克，黄精 15 克，水鸭 1 只，炖服，每周 1 次，对气阴两虚型慢性胃炎、消化道恶性肿瘤（胃癌、胰腺癌等）比较适合。

（3）石斛 10 克，麦冬 20 克，玄参 10 克，西洋参 5 克，泡水饮用，隔天 1 次，对慢性咽炎，或讲话、唱歌过度导致声音沙哑者较为适合。

（黄汉超，李朝）

黄花胶 安胎强精能助孕

● 产地与故事传说

　　黄花胶又称鱼肚，为石首鱼科黄鱼属动物大黄鱼、小黄鱼，鳗鱼科鳗鱼属动物鳗鱼等的鱼鳔，主产于我国浙江、福建、上海、山东等沿海地区。传说古时有一年浙江县令的母亲大病后十分虚弱，听说进食黄鱼肉能滋补身体，便下令把全县的黄鱼都进贡到县府。附近渔民得知后便推举德高望重的老渔民陈虾仔到官府沟通，陈虾仔到了县府，对县大人说："鱼之所以能在水中游走而不沉，全赖鱼鳔，鳔大者力亦猛，即使体型小也能游弋深海，鳔小者鱼身再大肉再多也游不远，故鱼之精华实在鱼鳔而非鱼肉。"县大人听后，采纳了陈虾仔的意见，改令进贡鱼鳔，陈虾仔也献出了数个祖传的鱼鳔养生方给县老爷，县老爷命人如法炮制，老夫人和妻妾进服后果然身体情况大有改善，县老爷大喜，重赏了陈虾仔，鱼肚的滋补功效便渐渐流传开来。现代营养分析发现鱼肚富含黏多糖、胶原蛋白、氨基酸，是一种理想的强身健体食材。

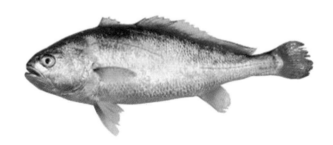

黄花胶原动物图示

✓ 选购要点

　　以个大而厚、色淡黄而有光泽、表面平整、无尘土等污染物者为佳品，如色灰暗而薄瘦者次之，如表面泛黑者为变质，不可选购。

❋ 黄花胶饮片示例

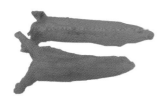

质量较佳的黄花胶肉
厚，色淡黄而有光泽。

质量欠佳的黄花胶质地较
薄，润泽度欠佳。

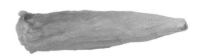

黄花胶临床使用注意事项	
性味归经	味甘性平，归肝肾二经
功效	补肾养血、涩精止遗、止血安胎、健脾养肺
主治病症	宫寒不孕、带下清稀、滑胎、弱精或遗精、呕血、久咳、食管癌
品种简介	鳝鱼肚治肾虚精弱或宫寒不孕，鳗鱼肚补益肺气治久咳
常用量及毒性	无毒，常用量一般每次 10 ~ 20 克，过量或频繁食用会导致纳呆
不适宜人群	纳差、痰多者不宜食用
保存要点	用牛皮纸包好，存放于阴凉通风处，可保存 5 年以上

🐉 黄花胶常用食疗保健偏方

（1）黄花胶或鳗鱼肚 30 克，菟丝子 10 克，山药 30 克，鸡肉 250 克，炖汤饮，每周 3 次，对妊娠初期安胎十分有帮助，有助于提高孕妇肾气，促进胎儿生长。

（2）黄花胶或鳗鱼肚 30 克，党参 20 克，枸杞子 20 克，海龙 1 条，鸡肉 250克，炖汤饮，每周 2 次，有助于提高精子数量和精子活力，并治女性宫寒不孕。

（3）黄花胶 30 克，白芨 5 克，干山药 20 克，瘦肉 250 克，炖汤饮，每周 2次，对脾胃气虚型消化性溃疡、慢性胃炎、溃疡性结肠炎病人有较好的调理功效。

（黄汉超）

黄芪 升阳固表消虚肿

● 产地与故事传说

　　黄芪为豆科植物蒙古黄芪或膜荚黄芪的根部，广泛分布于我国黄河以北地区及东北地区，其中原产于山西绵山一带的黄芪称为绵黄芪，为道地药材，质量最佳。传说当年四大天王魔礼红的混元伞被大闹天宫的孙悟空用金箍棒捅穿后一直无法修复，便放于自家后院。仙童好奇贪玩，一次无意之中打开了混元伞并不断转动，伞内射出道道神光，一下子吸走仙童并越飞越远，最终跌落了凡间，仙童自知闯祸，便自断下仙根，和混元伞一起深埋地下，随后便在附近定居下来。第二年，在深埋混元伞的地方长出了一株株遍布黄色小花的植物，甚是好看，仙童料想这是混元伞所变，好奇之下摘下来煮水给众人饮用，果然服后都觉精神大振，尤其对危重病人更有奇效，仙童遂将之命名为"黄奇"，因为补益功效尤为显著，后人便更名为"黄芪"。

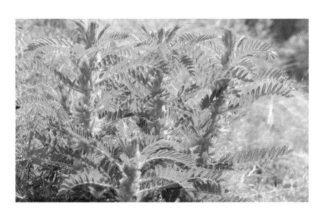

黄芪原植物图示

✔ 选购要点

　　一看，根条粗长、色黄白、横断面菊花芯明显、空洞少，粉性足为佳品；二尝，嚼之微甜带豆腥味而无硫黄味为优等品。

❀ 黄芪饮片示例

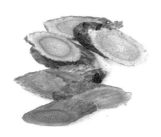 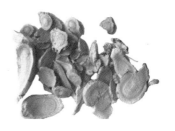

质量较佳的黄芪根茎粗大，表皮色黄白，中间木部色淡黄，也即所谓的"金井玉栏"，菊花心明显，无虫蛀口，尝之有明显豆腥味。

质量欠佳的黄芪粗细不一，部分破损，"金井玉栏"不够明显。

黄芪临床使用注意事项	
性味归经	味甘性微温，归肺脾二经
功效	益气升阳、止汗固表、托毒生肌、利水消肿，"补虚药之最"
主治病症	气虚感冒、脾虚泄泻、糖尿病、自汗、虚性疮疡
炮制品简介	生黄芪适合脾虚下陷型胃下垂及虚疮；炙黄芪适合脾肺气虚型的老慢支或者气虚便秘的病人
常用量及毒性	一般每次 10～30 克，最大量可以到一次 100 克，过量会导致头痛
配伍宜忌	宜和山药、防风、当归等配伍，不宜和龟甲、白鲜皮配伍
不适宜人群	邪实证、脾胃积热、肝郁气滞、热毒型疮疡者不适宜使用
保存要点	存放于阴凉通风处，保存期不超过 2 年

🌿 黄芪常用食疗保健偏方

（1）炙黄芪 20 克，党参 30 克，大枣 10 克，乌鸡肉 250 克，生姜 3 片，炖汤饮，每周 2 次，对疲劳、短气怕冷的人士较为适合，也可作为大寒后的时令保健汤水。

（2）黄芪 30 克，山药 30 克，党参 20 克，女贞子 10 克，桑叶 5 克，煎水代茶饮，隔天 1 次，临床证明对于降尿糖有一定疗效。

（3）炙黄芪 30 克，白术 15 克，山药 30 克，枸杞子 20 克，大米 50 克，煮粥吃，每周 2 次，对放化疗后、慢性肝炎或中老年人大病后胃纳欠佳比较适合。

（黄汉超，阮才芳）

灵芝护肝抗癌强正气

● 产地与故事传说

灵芝是多孔菌科灵芝属真菌紫芝、赤芝等的子实体，寄生于树上的腐生菌，主产于我国长江以南地区，有赤芝、紫芝之分，其中赤芝主产于华东、山西、江西、广东等地，而紫芝主产于江浙一带及湖南、广东、广西、福建等两广地区，现时两者均以人工栽培为主。传说白娘子夫君许仙因惊吓过度不省人事，白素贞救夫心切，不顾有孕在身，历经千辛万苦前往昆仑山欲盗能起死回生的仙草，不料被童子发现并制服，后经苦苦哀求感动了南极仙翁，终于带回仙草并成功救夫，这株仙草就是野生灵芝。现代药理研究表明，灵芝富含灵芝多糖、萜类以及醇类化合物，能增强细胞和体液免疫，对多种肿瘤细胞有抑制作用，拮抗化疗药物所致的骨髓移植，功效较为全面，并有护肝降酶、降血脂等诸多功效，因而是抗肿瘤明星中药之一。

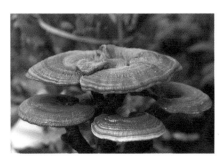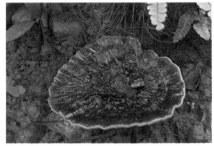

灵芝原植物图示（图左为赤灵芝，图右为紫灵芝）

✓ 选购要点

个大、肉厚、柄短、无虫口以及霉变者为佳品，灵芝因为生长期间有孢子粉破壁，因此表面颜色会相对偏暗沉，如果很有光泽，很可能是人工涂油的结果，不宜选购。

❀ 灵芝饮片示例

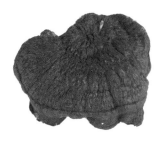

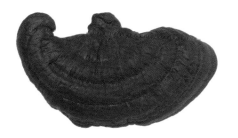

质量较佳的紫灵芝，肉厚，柄短，放射纹理多而清晰，可见破壁孢子痕迹，有自然光泽。

质量欠佳的赤灵芝，表面较为光滑，无粗糙破壁痕迹。

灵芝临床使用注意事项	
性味归经	味甘微苦，性温，入心、脾、肺经
功效	益气扶中、养心安神、止咳平喘
主治病症	失眠健忘、高脂血症、慢性肝炎、类风湿性关节炎、多种恶性肿瘤、术后免疫力低下
品种简介	赤芝味苦，用于护肝解毒、降血脂；黑芝甘平，用于安神、增强免疫力
常用量及服法	常用量为每次 15～30 克，研末一次用 3～6 克
不适宜人群	暂无
保存要点	阴凉干燥处保存，忌潮湿闷热，保存期 3～5 年

❀ 灵芝常用食疗保健偏方

（1）赤灵芝 20 克，石斛 20 克，西洋参 10 克，瘦肉 250 克，炖服，对于劳心过度、睡眠不足或燥热天气导致的口干、咽痛上火以及放化疗后白细胞低下者适合。

（2）黑灵芝 30 克，核桃 20 克，红景天 10 克，南北杏各 10 克，鹧鸪 1 只，炖汤饮用，每周 1～2 次，对于慢性支气管炎、哮喘病人有较好的辅助调理功效。

（3）赤灵芝 20 克，三七 10 克，黄精 20 克，乳鸽 1 只，炖汤饮，每周 2 次，对高脂血症、冠心病、肺心病、频发期前收缩病人都较为合适。

（4）黑灵芝 500 克，加水 1 000 毫升，浓煎至 100 毫升，放凉至室温后用以滴鼻，阴凉处保存，每天 3 次，每次 2～3 滴，对过敏性鼻炎、慢性鼻炎有一定疗效。

（黄汉超，李庆勇）

莲子 甘缓扶脾治久泻

🔴 产地与故事传说

　　莲子为睡莲科莲属植物莲的成熟种子或果实，主产于我国湖南、湖北、福建、江苏、浙江、江西，以湖南产品最佳，俗称"湘莲"，因为福建产量最大，俗称"建莲"。莲子在佛教之中有"智慧之果"之称，传说有一天佛祖释迦牟尼说法布道后拿着莲蓬笑而不语，弟子富楼那见状，顿生禅意，上前手捧莲蓬，摘下莲子，剥开后露出莲心，双手放于胸前说道："以心印心，信心清净，实相中生。"佛祖见状，知富楼那已会意，后来授记为阿罗汉，修成正果，因此莲、莲子在佛教之中有很神圣的地位。在民间人们也对莲子寄予了许多吉祥的说法，例如在婚宴上莲子百合糖水寄寓"百年好合，连生贵子"之贺，新年贺岁食品少不了糖莲子，寓意"苦尽甘来，年年吉祥"等。

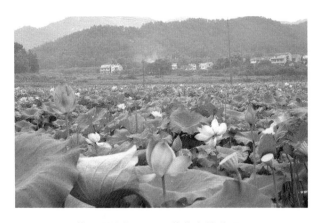

莲子原植物图示（莲蓬中的种子）

✅ 选购要点

　　个大、饱满、整齐、无虫口者为佳。

❀ 莲子饮片示例

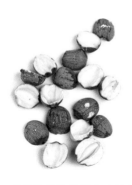 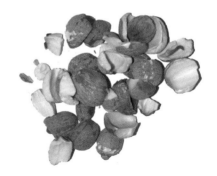

质量较佳的莲子大小均匀，
无虫口，莲子心去干净。

质量欠佳的莲子大小不均，部分
破碎，有的莲子心未去。

莲子临床使用注意事项	
性味归经	味甘平涩，归脾肾心经
功效	养心、补脾、涩肠、益肾填精，有"脾之果"之称
主治病症	慢性腹泻、病后纳差、带下秽浊、遗精、失眠多梦
不同品种简介	石莲子（老熟的莲子）能解心热；麸炒品健脾收涩力加强
常用量及毒性	安全无毒，常用量每次 15～30 克，不宜生吃，过量会导致纳呆反胃
不适宜人群	中满痞胀及大便燥结、新产后以及感冒未清者
保存要点	易被虫蛀或霉变，需存阴凉干燥处，保存期以 2 年为宜

🌿 莲子常用食疗保健偏方

（1）莲子 100 克，白茯苓 100 克，芡实 100 克，山药 100 克，益智仁 50 克，磨粉后冷藏保存，每服 10 克，用热淡盐水兑融，每天 2 次，连续服用 2～3 个月，对弱精症、慢性前列腺炎等男科疾病有较好的辅助治疗功效。

（2）新鲜莲子 50 克（莲芯），芡实 50 克，新鲜山药 100 克，泥鳅 250 克，瘦肉 250 克，生姜 3 片，煲汤饮，每周 1～2 次，对小儿脾虚自汗、弱精症人士疗效较好。

（3）石莲子（莲芯）20 克，麦冬 10 克，车前子 10 克，白茅根 20 克，冰糖少许，煲水饮用，每周 2 次，对反复发作的泌尿系感染伴口干、多梦者疗效较好。

（黄汉超）

芡实 补肾固涩治弱精

产地与故事传说

芡实是睡莲科植物芡的成熟果实，生长于池沼、湖泊、塘堰中，性喜温暖，需充足光照，全国各地均有生长，主产于江苏、湖南、湖北、山东一带，此外河南、河北、福建、江西等地亦有出产，也是人民群众熟知的保健类药材。据说宋代大文学家苏东坡老年仍才思敏捷、身体健康，就是得益于平日坚持每日嚼服熟芡实 10 ~ 20 粒。苏东坡认为，芡实肥腴而不腻，嚼服芡实时，口中津液徐徐而生，吞下时便如同古代养生法之"咽津"，实为一举两得之法。

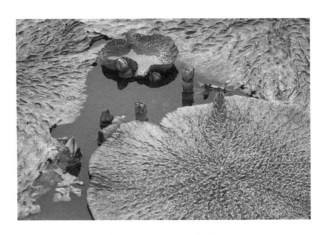

芡实原植物图示（芡）

选购要点

以颗粒饱满均匀，粉性足，质较硬，断面白色，无臭、味淡，无碎末及皮壳者为佳。

❊ 芡实饮片示例

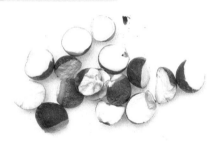

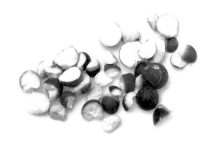

质量较佳的芡实饱满、均匀，无碎末，摸上手粉性较足。

质量欠佳的芡实大小不均，部分有破碎。

芡实临床使用注意事项	
性味归经	味甘涩性平，归脾肾二经
功效	固肾涩精，补脾止泻，有"补中寓通，补而不燥"的特点
主治病症	慢性腹泻、带下秽浊、小儿自汗、弱精、遗精
炮制品简介	麸炒品固脾止泻，盐制品补肾渗水浊
常用量及毒性	安全无毒，常用量每次 15～30 克，不宜生吃，多食会滞食
煎煮要点	常和莲子一同食用
不适宜人群	大小便不利者以及食滞不化者
保存要点	易被虫蛀或霉变，需密闭存阴凉干燥处，保存期以 2 年为宜

❊ 芡实常用食疗保健偏方

（1）芡实 100 克，白茯苓 100 克，磨粉，每服 3 克，每天 1 次，对慢性前列腺炎尿后白浊有较好的辅助治疗功效。

（2）芡实 20 克，白果 15 克，糯米 50 克，煲粥食，每周 3 次，对慢性肾小球肾炎引起的尿蛋白增多有一定的辅助治疗功效。

（3）芡实 20 克，白茯苓 20 克，鸡内金 15 克，粳米 50 克，煲粥吃，对慢性肠炎所致的大便稀烂有一定的辅助治疗功效。

（黄汉超）

龙眼肉 宁心安神健忘却

产地与故事传说

　　龙眼，又称桂圆，为无患子科龙眼属植物龙眼的假种皮晒干后而成，盛产于我国广东、福建、广西、台湾等地，尤以高州储良地区出产品质为佳，是岭南佳果之一。传说古时有一青年为保村庄安全，和暴龙展开殊死搏斗，最终挖出了暴龙的双眼而保住了村庄，青年也因失血过多而牺牲，村民遂把青年和龙眼葬在一起。三年后青年的坟前长出一棵新树，结出的果实清甜无比，树根、树叶、花、果核均有很好的药用价值，据说是神龙被青年制服驯化后造福村民的缘故，为纪念青年，遂把这种树命名为"龙眼树"，而果实则命名为"龙眼"。现代药理研究表明，龙眼肉富含果糖、龙眼多糖、多酚类、脑苷脂类物质，具有很好清除氧自由基、延缓衰老、协同抗肿瘤功效，龙眼干中丙氨酸、脯氨酸的比例上升，滋补安神功效较生品尤为突出，是脑力劳动者的最佳补品之一。

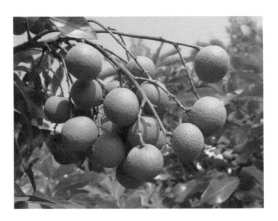

龙眼肉原植物图示（龙眼果）

选购要点

　　一看，粒大肉厚，质细软而有黏性，色棕黄半透明；二尝，味道甘甜而无渣及变味发酸者为佳品。

✿ 龙眼肉饮片示例

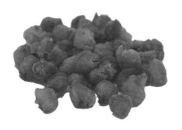

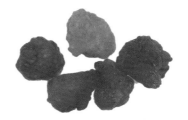

质量较佳的龙眼肉粒大均匀而干爽，呈半透明的棕黄色，无发黑、虫蛀点。

质量欠佳的龙眼肉粒大，但色较深而且反光发亮，提示糖分高，黏性较大、较易变质，购回后需要放在通风阴凉处先阴干后再放入冰箱冷藏，否则很容易发黑变质。

龙眼肉临床使用注意事项	
性味归经	味甘性温，归心脾二经
功效	补益心脾，养血安神，有气血双补的特点
主治病症	失眠、健忘、心悸等病症
常用量及服法	常用量为每次 10~20 克，过量会导致湿热内蕴
不适宜人群	糖尿病患者以及痰火咳嗽、中满呕吐、湿滞停饮者
保存要点	阴凉干燥处保存，忌潮湿闷热，保存期不宜超过 2 年

✿ 龙眼肉常用食疗保健偏方

（1）龙眼肉 20 克，黄芪 30 克，党参 30 克，山药 20 克，鸡肉 500 克，姜片适量，煲汤饮用，对心失血养之失眠、心悸、头晕乏力或素体血虚以致月经量减少、周期延长、头晕乏力、畏寒、手脚冰冻的女性比较合适。

（2）龙眼肉 20 克，小米 50 克，大枣 10 枚，煮粥吃，可调节植物神经功能紊乱，对心脾两虚的失眠者比较适合。

（3）龙眼肉 20 克，大枣 5 枚，冰糖 10 克，鸡蛋 1 个，鸡蛋打匀后调成蛋浆，加入上述材料蒸熟吃，最适宜脑力劳动者以及临近大考前的学生服用。

（黄汉超，阮才芳）

鹿茸 温肾养血壮元阳

● 产地与故事传说

鹿茸为鹿科动物梅花鹿、马鹿等的雄鹿密生绒毛且尚未化角的幼骨，是名贵的珍稀中药材之一，以我国东北地区出产的梅花鹿鹿茸质量最优。相传在东北的大森林里住着狩猎为生的兄弟三人，老大为人尖刻毒辣，老二为人吝啬狡诈，老三为人忠厚老实。有一天，兄弟三人相约去森林里打猎，走着走着，突然跑出一只小鹿，老三一箭正中梅花鹿的头部，老大老二见状，立马上前各补上一刀，小鹿断气了。看到此，老大狡猾地说道："我看这样分吧，谁打着哪里就分哪里。"老二就极力表示赞同。忠厚的老三争不过他们只好提着一个鹿头回寨，

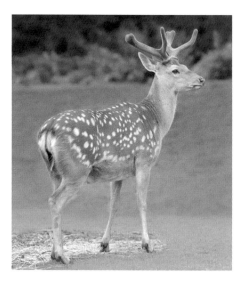

鹿茸原动物图示（梅花鹿）

三兄弟把各自的战利品都炖成汤给大家品尝，说来也怪，喝完鹿头汤后个个都觉得全身发热，手脚仿佛有使不完的劲，比起鹿肉汤要强多了。有人猜想这可能是鹿角的作用，反复验证，嫩鹿角确实有滋补身子的功效！因为嫩鹿角上长有很多茸毛，大家就把这种大补药叫作鹿茸。

✔ 选购要点

茸体饱满、体轻、断面蜂窝状、组织致密、米黄色者为佳，相反茸体干瘪、毛粗不全、体较重、断面灰红色者质量稍次。

❄ 鹿茸饮片示例

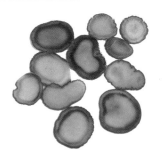 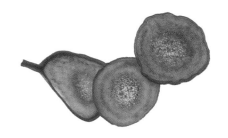

质量较佳的鹿茸为血茸片，呈虾肉色，半透明，中心无角化点。

质量欠佳的鹿茸片为普通片，中心可见白色角化点，提示取材于已角化的鹿角。

鹿茸临床使用注意事项	
性味归经	味甘咸性温，归肝肾经
功效	壮元阳、益精血、益精髓、强筋骨，"峻补命门真元之专药"
主治病症	肾虚所致的乏力、骨质疏松、腰膝酸软、阳痿及宫寒不孕
常用量及毒性	常用量每次 3~10 克，过量过频会出现头晕、鼻出血、呕血
不适宜人群	阴虚阳亢、血热、胃热、外感热病、肺炎喘咳者禁服
保存要点	需密封后放入冰箱保存，保存期不超过 5 年为宜，变黑后不宜再用

🌿 鹿茸常用食疗保健偏方

（1）鹿茸 10 克，党参 20 克，当归 10 克，去皮鸡肉 250 克，生姜 3 片，炖汤饮，每周 1~2 次，对阳痿宫寒、眩晕、糖尿病和经常腰膝酸软、恶寒怕冷者比较合适。

（2）鹿茸 20 克，干山药 50 克，用上好白酒（50°左右）浸泡 1 周可饮用，每天 3 次，每次约 10 毫升，对阳痿效果较好。

（3）鹿茸 10 克，海马 20 克，熟地黄 20 克，猪脊骨 250 克，炖汤饮，每周 1~2次，对于肾虚型压缩性骨折、骨折经久不愈、牙齿松动者有一定功效。

（黄汉超，李庆勇）

肉苁蓉 "沙漠人参" 治肠燥

● 产地与故事传说

  肉苁蓉是列当科植物肉苁蓉属植物肉苁蓉、管花肉苁蓉的肉质茎，又名苁蓉、金笋、大芸，适合生长于沙漠及盐碱地，主产于我国内蒙古、甘肃、新疆、青海一带，以内蒙古产量最大。传说肉苁蓉是野马精落地所生，因为吸干了大地的精华、万物的灵气，才造成了沙漠，所以每到日月同辉之时，便会闪烁着淡淡的紫光，人们对肉苁蓉的卓著评价可见一斑。唐代时西域国首次把肉苁蓉进贡给朝廷，一些皇族大臣进食后性活力变得强劲，妃子进服后发现皮肤变得红润，肉苁蓉补肾壮阳和养颜美肤功效引起了皇族大臣们的重视。由于资源相对稀缺，能拥有皇上赏赐的肉苁蓉成了当时权贵们身份的象征。

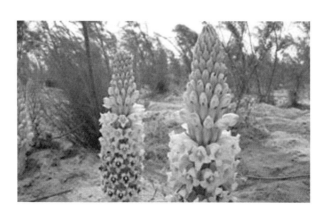

肉苁蓉原植物图示

✓ 选购要点

  肉质厚嫩而润泽、条粗长、油性大、色黑棕者为佳品。

❀ 肉苁蓉饮片示例

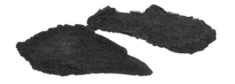

质量较佳的肉苁蓉肉质较嫩而肥厚，色黑棕而有光泽。

质量欠佳的肉苁蓉切面芯色泽偏黄褐而不够润泽，不如优质品肥厚。

肉苁蓉临床使用注意事项	
性味归经	味甘咸性温，归肾和大肠经
功效	补肾阳、益精血、润肠道，有"补而不峻"的特点
主治病症	肾虚便秘、阳痿、妇女血崩、宫寒不孕
炮制品简介	生晒品润肠通便，酒制品强性美颜
常用量及服法	每次 10～30 克，大量食用会导致腹泻
煎煮要点	不宜用铁器或铜器烹煮，宜用砂锅、玻璃器皿
不适宜人群	大便溏薄、肾火偏旺有遗精或实热导致便秘者不宜
保存要点	干燥通风处，忌闷热潮湿，保存期以 2 年为宜

❀ 肉苁蓉常用食疗保健偏方

（1）肉苁蓉 20 克，山药 20 克，枸杞子 20 克，鳝鱼肚 10 克，瘦肉 50 克，黄酒 10 毫升，炖汤饮，每周 1～2 次，对于阳痿、遗精以及弱精症较为合适。

（2）酒制苁蓉 20 克，黑豆 30 克，羊肉 500 克，生姜适量，冬季煲汤饮，每周 1～2 次，该方除能润肠通便外，对肾虚耳鸣、雀斑、黄褐斑等也有较好的功效。

（3）肉苁蓉 10 克，五味子 10 克，山茱萸 10 克，煎水代茶饮，每日 1 次，可辅助降血糖。

（黄汉超，李庆勇）

锁阳 阴阳并补 "不老药"

● 产地与故事传说

锁阳为锁阳科锁阳属植物锁阳的全草，别名"不老药"，生长于沙漠地区，主产于我国内蒙古、宁夏、新疆、甘肃等地区，以春季出产者质量较佳。传说当年孙悟空在大闹天宫时踢翻了太上老君的炼丹炉，熊熊的大火燃遍了整个大漠，眼看很多平民就要被烧死，观音菩萨见状，连忙叫上东海龙王一起作法，菩萨从净水瓶中取下柳枝，摘下数片柳叶，撒向火焰四周，只见柳叶落地后变成了一个个盾牌，截住了火势，龙王引动三昧真水浇火，两人合力下终于扑灭了熊熊大火，龙王的三昧真水最终就变成了沙漠中的绿洲，而被烧得红通通的柳叶最终就变成了一株株的植草，牢牢生根于绿洲的旁边，成为锁住大漠珍稀水源的守护神。这株植草，就是传说中的锁阳。因为锁阳秉柳叶之气，性本属阴，但被老君炉中三昧真火炼烧至通体发红，所以有阴阳并补的特点。

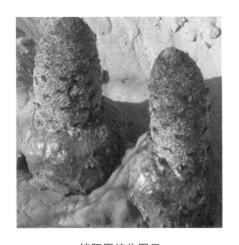

锁阳原植物图示

✔ 选购要点

选购时以茎粗肥厚，色黄红而质坚实，粉性明显，筋脉点清晰而明显者质优。

❀ 锁阳饮片示例

 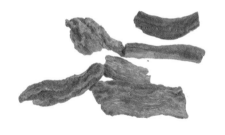

质量较佳的锁阳色泽棕褐而有光泽，筋脉点清晰。

质量欠佳的锁阳切面颜色不够润泽，筋脉点分布不够多。

锁阳临床使用注意事项	
性味归经	味甘性温，归肝肾经
功效	补肾润肠，平补阴阳，和肉苁蓉功效类似，可作为其替代品
主治病症	肾虚阳痿、血枯便秘、腰膝酸软
常用量及服法	每次 10～20 克，甘温无毒，大量食用会导致腹泻
不适宜人群	大便稀烂、肾火偏旺有遗精、滑精者不宜
保存要点和期限	干燥通风处，忌闷热潮湿，保存期以 2 年为宜

❀ 锁阳常用食疗保健偏方

（1）锁阳 20 克，鲜山药 100 克，桑椹子 10 克，粳米 50 克，煮粥吃，每周 2 次，有健脾益气、润肠通便的功效，对慢性胃炎、老人便秘较为合适，也可以用来煮牛奶，功效接近。

（2）锁阳 10 克，覆盆子 10 克，党参 10 克，煎水代茶饮，每天 1 次，连续饮用 3 个月，有很好的填精益肾功效，对肾虚遗精、阳痿者有较好的辅助治疗功效。

（3）锁阳 20 克，忍冬藤 20 克，白茅根 30 克，煎水代茶饮，每天 1 次，连续 2 周，对慢性膀胱炎有较好的治疗功效。

（黄汉超，李庆勇）

桑椹子 养血祛风乌须发

● 产地与故事传说

桑椹子是桑科桑属植物桑树的成熟果穗晒干而成,我国各大地区均有出产,主产于江苏、浙江、湖南、四川、河北等地。桑椹子背后有一个有趣的故事:传说西汉末年王莽篡位,刘秀起兵讨伐,有一次兵败后,刘秀流落到一个破庙里避难,靠着嚼食地上的一种黑色果子渡过了难关。救兵到后刘秀成功逆转反贼,高兴之余便问部下果子的事,大将邓禹答:"这果子叫桑椹子,是桑树的果实。"刘秀说:"正是它救了我,待我登基之后,定要封它为树中之王!"后来刘秀果然称帝,想起当日誓言,便让太监带圣旨前去封树王。但因路途遥远,到的时候已是初夏,桑椹子早已被摘完,只剩旁边的椿树红嘤嘤的果实在枝头,这太监也不加辨别,就错封椿树为树中之王了,结果椿树乐得手舞足蹈,桑树给气坏了,愣是树身裂了好几道,旁边的青杨树笑个不停。这就是民间流传的"桑树救驾,椿树封王,气得桑树破肚肠,旁边笑坏了傻青杨"的笑话。

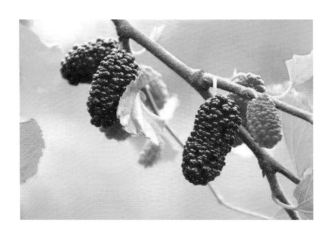

桑椹子原植物图示

✔ 选购要点

个大、肉厚、紫红色,嚼之甘甜无酸味、变味者为佳品。

桑椹子饮片示例

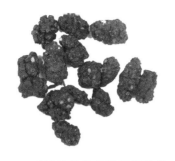 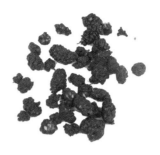

质量较佳的桑椹子颗粒饱满，呈紫红色，破碎少，摸起来黏手（表明糖性大）。

质量欠佳的桑椹子大小不均，破碎多，完整者不够肉厚饱满。

桑椹子临床使用注意事项

性味归经	味甘性微寒，入肝肾二经
功效	生津解渴，滋补肝肾，养血祛风，黑发美颜，安神助眠
主治病症	阴虚便秘、耳鸣目暗、腰酸关节不利，辅助降血糖
常用量及毒性	安全无毒，常用量每次 10～30 克，过量会导致纳呆反胃
不适宜人群	痰湿气滞、脾虚便溏者不宜服用
保存要点	干品易被虫蛀或霉变，需存阴凉干燥处，保存期不超过 2 年

桑椹子常用食疗保健偏方

（1）桑椹子 20 克，胡萝卜 1 条，粳米 50 克，煲粥吃，每周 1～2 次，对阴津不足的老年人便秘有较好的辅助治疗功效，并有很好的解酒、护肝降酶作用。

（2）桑椹子 20 克，山茱萸 10 克，百合 20 克，鸡蛋 1 个，冰糖适量，能安神、助眠、明目，很适合作为脑力劳动者的日常调补糖水。

（3）桑椹子 20 克，白术 15 克，白鲫鱼 1 条，生姜 3 片，煲汤饮，每周 1～2 次，汤水富含多种维生素，对慢性萎缩性胃炎、慢性肝炎有较好的保健功效。

（4）桑椹子 50 克，黄精 100 克，熟地黄 250 克，枸杞子 250 克，药材蒸熟后兑入 50°白酒 500 毫升，封好盖，放置 1 个月后饮用，早晚 10 毫升，对头晕腰膝酸软、再生障碍性贫血、缺铁性贫血、少年早生白发有较好的辅助治疗功效。

（黄汉超）

山药 健脾补肺治消渴

● 产地与故事传说

　　山药（也称淮山）为薯蓣科植物薯蓣的根茎，是常用的药食同源类中药材之一，主产于我国河南，其中河南怀庆地区（博爱、沁阳、温县）等地区出产的山药习称"怀山药"，是河南地区著名的道地药材之一。相传在古代有一对夫妇，心地不善，这媳妇总盼着婆母早亡，因此每天给婆母吃的饭就是一碗稀粥，很快婆母便浑身无力，卧床不起。村里的一个老中医知道此事，将计就计地想出了一个主意，他把这对夫妇叫来，给了他们一袋药粉，嘱放在粥里边吃，保管婆母活不到百日。这小两口回去以后就照这个方法做了，不料十天之后，老婆婆竟然能够起床活动了，在村里边逢人就夸这儿子媳妇对她好。这对夫妇想起以前所作所为，颇感惭愧。拜访老中医时才得知奥秘：原来那个药粉就是山药磨成的粉，继续给婆母服用后老人竟变得白白胖胖，从此山药的故事成为一段佳话流传至今。

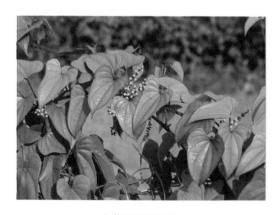

山药原植物图示

✓ 选购要点

　　挑选新鲜山药时，以根茎粗壮、表皮颜色偏深、无异常斑点、毛须较密、两头都没有虫口为佳品。选干品山药时，以细腻、粉性足、无硫黄味者为优质山药。

❈ 山药饮片示例

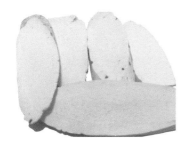

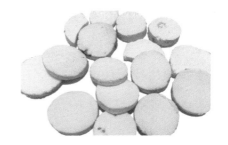

质量较佳的山药断面的颗粒状凸起较明显，摸上手后粉性更足。

质量欠佳的山药颗粒状凸起及粉性不明显。

山药临床使用注意事项	
性味归经	味甘性平，归肺脾肾三经
功效	补脾养肺，固肾益精
主治病症	脾虚泄泻、肺虚喘咳、消渴遗精、肾虚尿频
炮制品简介	土炒后止泻功效增强，米炒后健脾扶中功效增强
常用量及毒性	无毒，一般每次 20～50 克，过量用会碍脾，出现腹胀、纳呆
不适宜人群	湿盛中满、食滞胃肠或脾胃气滞者
保存要点	存放于阴凉通风处，保存期以 3 年为宜

🐟 山药常用食疗保健偏方

（1）荷叶 1 张，陈皮 10 克，新鲜山药 100 克，排骨 250 克，生姜 5 片（切丝），蒸制做菜吃，对于脾气虚型慢性胃炎、呃逆频作以及慢性阻塞性肺疾病比较适合。

（2）山药、莲子、芡实、枸杞子各 500 克，充分晒干后磨成粉，每次取 10 克加开水 100 毫升，煮开后即可食用，每天 2 次，对有弱精、死精的病人有一定的功效。

（3）黄芪 30 克，山药 30 克，枸杞子 20 克，大枣 10 克，猪横脷 1 条，煲汤饮，每周 3 次，对脾气亏虚型糖尿病、慢性胃炎、重症肌无力病人较为合适。

（4）山药 250 克，白茯苓 500 克，磨粉，每次取 10～20 克，加粥水 200 毫升煮成糊状食用，对小儿秋季腹泻、慢性结肠炎、肠易激综合征病人较为合适。

（黄汉超，阮才芳）

燕窝 润肺养颜开胃纳

● 产地与故事传说

　　燕窝为雨燕科金丝燕属动物金丝燕的唾液与绒毛等混合凝结所筑成的巢窝，主产于我国福建、广东、海南等沿海地区以及印度尼西亚、马来西亚、泰国、越南、日本等地，是传统的名贵滋补药材之一。传说在郑和下西洋时，有一次远洋船队在海上遇到了大风暴，被迫停泊在马来群岛的一个荒岛处，食物紧缺。船上士官无意中发现了藏在悬崖峭壁上的燕窝，于是郑和就命令部属采摘，洗净后用清水炖煮，用以充饥。数日后，船员个个脸色红润、中气颇足，郑和猜想这可能是燕窝的功效。回国时郑和便带了一些燕窝献给皇上，恰好皇太后大病初愈、精力不济，皇上命人予燕窝炖服，皇太后吃后胃口渐开，精力日充，皇上大喜，遂把燕窝钦定为名贵的宫廷补品。

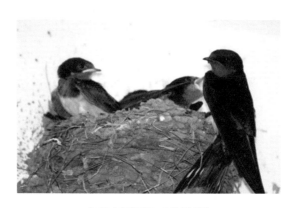

燕窝来源图示（燕子巢）

✓ 选购要点

　　一看，色泽均匀，洁净干爽而无杂质、条纹分布均匀，断面细腻有光泽；二摸，手感质硬而脆；三闻，闻起来有淡淡的蛋香味；四尝，浸水后柔软膨胀，嚼之爽口并有黏滑感为正品燕窝；五鉴别，取少许燕窝在酒精灯下燃烧，如有迸裂声后熔化起泡，无异味，灰烬呈灰白色为正品燕窝。

❀ 燕窝饮片示例

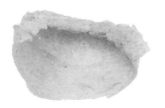

质量较佳的燕窝颜色及纹路均匀，色洁白，无杂质，透光度好。

质量欠佳的燕窝颜色偏黄且不均匀，纹路不清晰，断面粗糙，且有杂质。

燕窝临床使用注意事项	
性味归经	味甘性平，归肺胃肾经
功效	养阴润燥、扶脾开胃
主治病症	肺病久咳、咯血吐血、噎膈反胃、病后纳差
常用量及毒性	安全无毒，一般每次5~10克，过量会出现腹泻、反胃
品种简介	金丝燕首次筑巢之黏液凝固后颜色洁白，称为"官燕"，品质最佳；如被采去，金丝燕立即重新筑巢，这时的巢带有绒羽，往往颜色较暗，称为"血燕"
配伍宜忌	忌和贝母搭配，忌同食白萝卜、葱白、韭菜、荞头
不适宜人群	感冒未清、湿痰停滞者慎用
保存要点	密封后存阴凉干燥处，避免潮湿，可存3~5年

❀ 燕窝常用食疗保健偏方

（1）燕窝5克，西洋参10克，山药20克，瘦肉汁200毫升，炖服，每周1~2次，对于表现为纳呆乏力、面黄肌瘦的慢性结肠炎病人有较好的辅助治疗功效。

（2）天冬10克，川贝10克，燕窝5克，炖服，每周1~2次，对肺脾气虚型慢性阻塞性肺疾病、肺结核病人较为适合，建议尽量不放冰糖，以免甘壅过度，痰液难出。

（3）椰汁50毫升，木瓜100克，燕窝10克，冰糖适量，炖服，每周2次，有很好的护肤美容、消脂利尿、增强免疫力等功效，适合用于大手术后患者作调理用。

（黄汉超，李庆勇）

玉竹 滋阴清热助降糖

● 产地与故事传说

　　玉竹为百合科植物玉竹的根茎，我国各地均有分布和种植，以湖南、浙江、江苏、广东地区出产的质量较优。传说在唐代，有一个宫女因为厌烦宫中的生活，为了逃出皇宫，躲藏在一个深山老林中，因为缺乏食物，只好采摘一种植物的根茎为食物。时间长了，她发现自己身体轻盈，皮肤也变得比以前有光泽了。有一天，这位宫女遇到了一位来深山打猎的猎人，他们一见倾心，便结为夫妻，一直到60多岁，才和家人一同回家，家里的父老乡亲看见她依然是几十年前进宫的模样，惊讶不已。回想起自己因为食用了那种植物的根茎才保持容颜不老，遂带领乡亲们前往采挖，玉竹遂广为大众熟知。

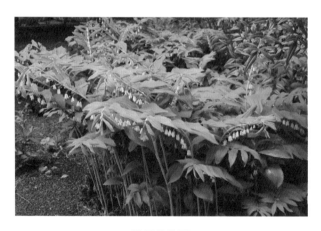

玉竹原植物图示

✔ 选购要点

　　一看，半透明色黄白、表面光泽；二闻，无硫黄味、酸味者为佳。

❈ 玉竹饮片示例

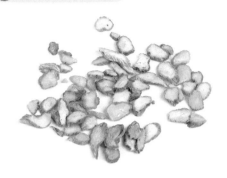

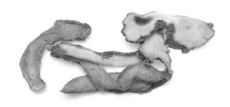

质量较佳的玉竹色黄白，较为润泽。

质量欠佳的玉竹颜色发红，提示保存环境不够干爽。

玉竹临床使用注意事项	
性味归经	味甘性平，归肺胃二经
功效	消渴除烦，润肺止咳，有"滋阴而不碍邪"的特点
主治病症	阴虚感冒及阴虚发热、心功能不全、糖尿病
炮制品简介	蜜炙品止咳润肺；酒制后滋阴祛风，适合糖尿病病人
常用量及毒性	安全无毒，常用量每次 10～30 克，过量会导致纳呆反胃
不适宜人群	痰湿气滞者禁服，脾虚便溏者不宜服用
保存要点	易被虫蛀或霉变，需存阴凉干燥处，保存期不超过 2 年

🍵 玉竹常用食疗保健偏方

（1）玉竹 30 克，葱白 5 段，生姜 3 片，淡豆豉 10 克，煎水饮用，对于初期的阴虚感冒表现为口干、头痛、鼻塞等症状较为有效。

（2）瘦肉 250 克，沙参 20 克，玉竹 50 克，黑豆 20 克，无花果 2 个，煲汤饮，能润燥止咳，是秋天的保健汤水，可根据个人口味将无花果换为苹果，功效不变。

（3）猪横脷 1 条约 200 克，玉竹 30 克，沙参 30 克，桑叶 10 克，麦冬 15 克，煲汤饮用，每周 1～2 次，具有辅助降糖、降脂等功效。

（4）玉竹 100 克，黄芪 30 克，白术 20 克，瘦肉 250 克，煲汤饮，每周 2 次，对小儿麻痹症、脑血管病后遗症、后肢体肌肉萎缩乏力、心功能不全等疾病有一定功效。

（黄汉超）

牛大力 补肺提神舒筋骨

● 产地与故事传说

　　牛大力是植物美丽岩豆藤的根茎，又名大力牛、倒吊金钟，分布于我国福建、湖南、湖北、广东、广西的山区，是岭南地区的特色中药材之一。相传在边远的海南甲子镇，原本风和日丽，有一年，突如其来的台风摧毁了村庄，镇中有个叫阿牛的小男孩，因不忍心宰杀家中老牛充饥，便将老牛赶出家门，希望它能在外面好好活下去。十几日后，老牛突然又回到了家中，精神饱满、充满活力，嘴中还衔着一截不知名的薯根。阿牛又惊又喜，将薯根熬煮后食用，食后也体力大增，遂在老牛引导下在一处地下发现了满满的这种薯根。阿牛将薯根采挖后分给村中老人，食后众人都反应良好。在大家的共同努力下，终于度过了这段艰辛时段。为了纪念老牛的恩德，遂将薯根命名为"牛大力"，也逐渐形成了吃牛大力补身的习惯。也正因为常年食用牛大力，甲子镇多长寿老人，成了远近闻名的长寿之地，故牛大力别名又叫"南方小人参"。

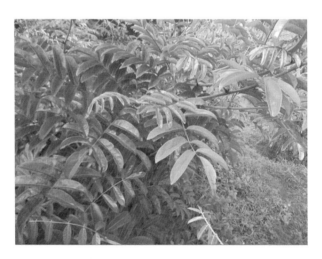

牛大力原植物图示（岩豆藤）

✔ 选购要点

　　一看，大片、色黄白、粉质足；二尝，味甘甜而无硫黄味、酸味为佳。

❀ 牛大力饮片示例

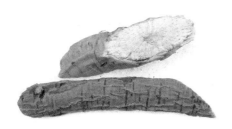

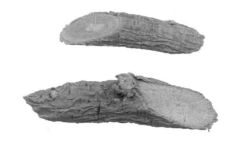

质量较佳的牛大力横切面皮部色较白，放射状纹理清晰，粉性足。

质量欠佳的牛大力切面皮部色灰黄，粉性不够好。

牛大力临床使用注意事项	
性味归经	味甘苦，性平，归肺脾肾经
功效	补肺滋肾，舒筋活络，有"南方小人参"之称
主治病症	肺虚久咳、肾虚遗精、风湿骨痛、跌打损伤、妇女白带增多
常用量及毒性	常用量一般每次 10～30 克，过量会导致失眠
不适宜人群	失眠、肺热喘咳
保存要点	存放于阴凉通风处，保存期以 2 年为宜

🌿 牛大力常用食疗保健偏方

（1）牛大力 30 克，五指毛桃 50 克，土茯苓 20 克，鹧鸪 1 只约 500 克，生姜 3 片，炖汤饮，每周 1～2 次，最适合作为抽烟应酬过多者饮用，也可作为慢性支气管炎、脑力劳动、慢性肝炎者服用。

（2）牛大力 30 克，白果 10 枚，山药 30 克，粳米 50 克，煮粥吃，对女性带下清稀量多、老人夜尿多有较好的辅助治疗功效。

（3）牛大力 30 克，灵芝 20 克，黑枣 10 枚，枸杞子 20 克，鸡蛋 1 个，煮汤吃鸡蛋，每日 1 次，对慢性肝炎、糖尿病、药物性肝炎、肺结核、放化疗后抵抗力差的病人都比较适合。

（李庆勇，黄汉超）

清热类 中药

Traditional
Chinese medicine

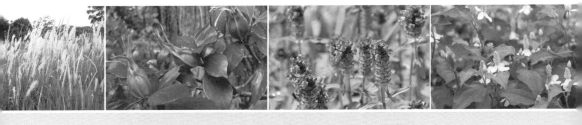

白茅根凉血利尿不伤正

● 产地与故事传说

白茅根为禾本科白茅属植物白茅的根茎，我国大部分地区都有栽培种植，以华北地区产量较大。白茅根是大众所熟知的清热利尿类中药材之一，传说这还是医圣张仲景所传授的方法。传说东汉时期有一年在洛阳地区连年荒旱，瘟疫流行，医圣张仲景来到此地行医，有一个叫李苏的穷苦孩子上门求助，张仲景沉思片刻，便写下一个药方：白茅根不拘量，浓煎后饮。李苏回家后如法炮制，果然家中多人饮了以后病情都有好转，而且又不会出现反胃恶心等不适症状，李苏遂在自家门前后都种了许多的白茅根，第二年瘟疫来临，地方太守家中老人染病，尝遍了许多的中药就是无效，太守遂张贴了悬赏告示，李苏看后上门献药，果然老妇人服后病情大有好转，太守大喜，重赏了李苏并让之在衙门当差，白茅根救人并使人脱贫的故事遂传为佳话。

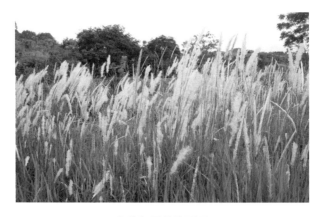

白茅根原植物图示

✔ 选购要点

以粗肥、色白、无须根、味甜者为佳品。

❀ 白茅根饮片示例

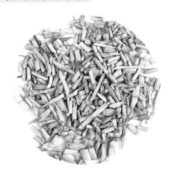 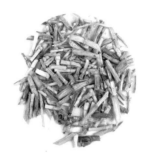

质量较佳的白茅根色黄白而有光泽，须根少，无梗节等杂质。

质量欠佳的白茅根色偏黄而暗，根节粗细不均，梗节及须根等杂质偏多。

白茅根临床使用注意事项

性味归经	味甘性寒，归心肺胃膀胱经
功效	清热生津、凉血止血、利尿通淋，"导邪外出而不伤正"
主治病症	肺胃热甚所致的鼻出血、牙龈出血、皮肤出血，急性肾小球肾炎、乙型肝炎
常用量及毒性	无毒，干品一般每次 10～30 克，鲜品一般一次 100 克
煎煮要点	不宜久煎，一般控制在 30 分钟内
不适宜人群	脾胃虚寒、尿多不渴者不太适用
保存要点	鲜品于 1 周内使用，干品存放于阴凉通风处，保存期不超过 2 年

🍵 白茅根常用食疗保健偏方

（1）鲜白茅根 30 克，马蹄 10 个，红萝卜 1 根，竹蔗 100 克，煲水饮，此方最适合在盛夏时节（小暑至大暑）期间作为清凉饮料饮用。

（2）白茅根 30 克，车前草 30 克，玉米须 30 克，煎水饮，每日 2 次，此方对急性泌尿系感染有较好的治疗功效，治愈率达 90% 以上。

（3）扁豆 30 克，白茅根 50 克，煎水饮，对急性酒精中毒有较好的治疗功效，最适合作为饮酒伴侣使用。

（4）鲜白茅根及鲜莲藕各 100 克，磨汁后加热煮沸，冷却后饮用。每日 2 次，对急性鼻出血、咯血、尿血等症均有较好的止血功效。

（阮才芳，黄汉超）

板蓝根 凉血消肿清瘟毒

● 产地与故事传说

　　板蓝根是十字花科菘蓝属植物菘蓝的根，主产于我国河北、安徽、江苏等地，其中以河北安国地区出产的板蓝根为优，是有名的道地药材。板蓝根最早被用作国画颜料，其药用价值传说是一个偶然机会被发现的。有一年在河北冀州地区瘟疫大发，药物治疗效果有限，死伤无数，狗、老鼠常来舔舐尸体，唯独在染坊附近的尸体则少有动物舔舐，有个大胆的医官推测可能染坊的染料有消毒辟瘟作用，遂偷偷收集尸体，用各种染料浸泡后仔细观察，结果发现用青黛为原料的染料防腐效果最好，推测这种染料还可能有药用价值，遂用来喂猫狗，结果动物吃后都没有死亡，便拿给正在发瘟疫的人尝试，结果服药后症状大为改善，板蓝根的药用价值便被挖掘了出来。

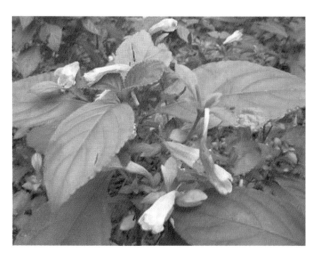

板蓝根原植物图示

✔ 选购要点

　　以根平直、粗壮、坚实、粉性足为佳品。

❀ 板蓝根饮片示例

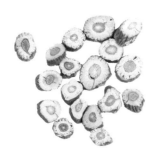 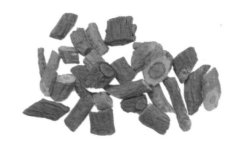

质量较佳的板蓝根表面灰黄，根头略膨大，中间木心色黄，外边色白，呈典型的"金井玉栏"，粉性足，尝之味苦。

质量欠佳的板蓝根质偏软，外皮色偏深黄，切面粉性不够明显。

板蓝根临床使用注意事项	
性味归经	味苦性寒，归心肺肝胃经，入血分
功效	清热解毒、辟秽凉血、利咽消肿
主治病症	风热型流感、腮腺炎、水痘、流行性出血热、乙型脑炎、流行性脑脊髓膜炎、急性肝炎、钩端螺旋体感染
常用量及毒性	一般每次 10～30 克，最大量不超过 60 克，过量会损害肝肾
不适宜人群	风寒感冒、气虚而又无实火热毒者不适宜食用
保存要点	存放于阴凉通风处，保存期不超过 2 年

❀ 板蓝根养生食疗保健偏方

（1）板蓝根 15 克，菊花 10 克，荆芥穗 10 克，金银花 10 克，冰糖适量，可用于防治流感、流行性结膜炎。除饮外还可以熏蒸双眼，也有一定的预防功效。

（2）板蓝根 20 克，羌活 5 克，蒲公英 10 克，蜜枣 1 个，煎水代茶饮，对预防手足口病、流感、登革热、疱疹性咽峡炎有一定的功效。

（3）板蓝根 15 克，茵陈 10 克，鸡骨草 20 克，煎水饮用，每天 1 次，连续饮用 1～2 个月，对于湿热型病毒性肝炎尤其是甲型肝炎有一定的辅助治疗功效。

（黄汉超，李朝，金小淰）

车前草 清热利湿治血尿

● 产地与故事传说

车前草为车前属植物车前、平车前的全草，其种子叫车前子，我国大部分地区均有种植栽培，主产于江西、安徽、江苏、辽宁、河北等地，是药食同源的中药材之一。相传汉名将霍去病带兵抗击匈奴，被困沙漠。天旱无雨，盛夏暑热加之连番作战，许多官兵都出现小便疼痛、尿血等情况，战马拉尿时也嘶鸣挣扎，严重影响了战斗力，只得暂时安下军营休息整顿。有一天，马夫发现几匹战马拉尿时突然不再挣扎大叫，不禁好奇，仔细一看，马拉出来的尿都比昨天清了许多，心中暗暗欢喜，再仔细观察发现原来这几匹马都在吃身前一种长得高高的野草，马夫认为可能是这种野草治好了马的血尿病，遂拔了几棵回去煎水服用，服后只觉小便通畅，人也变得清爽。随后马上报告霍将军，霍去病知道后，马上让部下皆采摘此草并煎水饮之，官兵们饮后病情纷纷好转，霍去病将军大笑道："好一个车前草，真是天助我也！"继而又再挥师直上，车前草也因此而得名。

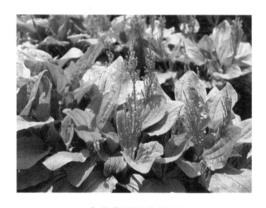

车前草原植物图示

✔ 选购要点

以茎叶完整、味微苦、色灰绿而无泥沙等杂质者为佳品。

✿ 车前草饮片示例

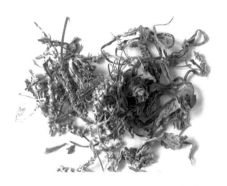

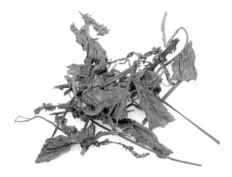

质量较佳的车前草茎叶花齐全，色灰绿而质嫩，无杂质。

质量欠佳的车前草茎叶花尚齐全，但色暗沉，部分碎裂。

车前草临床使用注意事项

性味归经	味甘性寒，归肝、膀胱、小肠经
功效	清热利湿，利咽开闭
主治病症	湿热下注型泌尿道感染、急性胃肠炎、急性盆腔炎、痛风性关节炎、风热咳嗽及支气管炎
常用量及毒性	干品一般每次 10～30 克，鲜品不超过每次 50 克，大量食用会诱发肾衰竭
不适宜人群	易泻肾气、肾虚滑精者慎用
保存要点	鲜品于 1 周内食用，干品存放于阴凉通风处，保存期不超过 2 年

✿ 车前草常用食疗保健偏方

（1）车前草 30 克，车前子 10 克，冬瓜仁 20 克，白萝卜 1 个约 500 克，每日 1 次，煎水饮用，本方对小儿食积咳嗽、外感咳嗽、急性支气管炎有较好的辅助治疗功效。

（2）车前草 30 克，玉米须 30 克，新鲜土茯苓 200 克，煎水饮用每日 1～2 次，本方对湿热型急性痛风性关节炎、急性泌尿系感染、急性前列腺炎、泌尿系结石、咽喉肿痛均有较好的辅助治疗功效。

（3）车前草 20 克，木棉花 10 克，鲫鱼 1 条约 300 克，对暑湿时节引起头胀闷不适、泄泻有较好的辅助治疗功效，可作为盛夏时节的保健汤水。

（陈少茹，罗静霞）

车前子 祛痰明目缓水泻

● 产地与故事传说

车前子为植物车前草的种子。相传古人最初并不知道车前子的功用，每逢采摘车前草后都会把植物上的种子弃去，有个药店的伙计觉得这样怪浪费的，便把车前子都收集起来拿回家和谷物混在一起喂鸡用。后来他发现鸡吃了这种饲料后长得又快又好，并且很少有腹泻情况，这个药店伙计十分欢喜，每次车前草一到，便主动收集车前子。药店老板好奇之下便问缘由，伙计便如实相告，老板试之，果然吃了车前子饲料的鸡腹泻都没有了，于是一传十，十传百。车前子最初便被用作为鸡饲料，再后来有人发现车前子煎水喂生病的动物，也有同样的止泻效果，才意识到车前子有药用价值，而且无毒，于是广为应用，车前子的治疗功效便逐步为人所知。

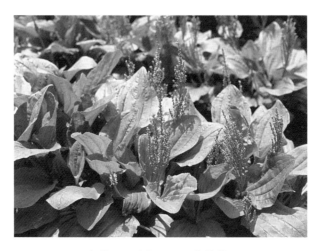

车前子原植物图示（车前草）

✔ 选购要点

以粒大、色黑、饱满、无杂质、嚼之带有黏性者为佳品。

❋ 车前子饮片示例

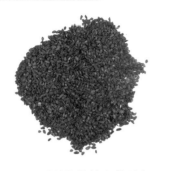 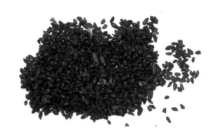

质量较佳的车前子色
黑饱满，无杂质。

质量欠佳的车前子颗粒尚饱
满，但色偏暗沉，有少许杂质。

车前子临床使用注意事项	
性味归经	味甘性寒，归肾、膀胱经
功效	清热利水，明目祛痰，去湿缓泻，"利水不走气"
主治病症	高血压、白内障、腹泻、急性咽炎及支气管炎
炮制品介绍	炒制后祛湿止泻，盐炒后泻肾之虚热，酒制后固精止带
常用量及毒性	每次 5～20 克，过量会出现呕吐、头晕等症状
不适宜人群	易泻肾气、脾肾气虚、气虚下陷、肾虚滑精者慎用，泻湿时最好和补肾药一起用
保存要点	干品存放于阴凉通风处，保存期不超过 2 年

❋ 车前子常用食疗保健偏方

（1）车前子 10 克，白茯苓 20 克，米汤 100 毫升，每天 3 次，每服 30 毫升，对婴幼儿秋季腹泻有较好的辅助治疗功效。除内服外，还可以用车前子炒热后外敷脐周。

（2）车前子 10 克，淫羊藿 10 克，决明子 10 克，泡茶饮，每天 1 次，对肝阳上亢型高血压表现为头晕、双目肿痛而又畏风等症状有较好的辅助治疗功效。

（3）菟丝子 20 克，车前子 5 克，熟地黄 10 克，煎水代茶饮，每天 1 次，对白内障有一定的治疗功效。

（陈少茹，罗静霞）

鸡骨草 护肝降酶利湿热

● 产地与故事传说

鸡骨草为豆科相思子属植物广东相思子的干燥全株，主产于我国广东、广西、海南等地，是岭南地区的道地药材。传说古时候广东有一个叫张廉的中医生，善用祖传的秘方"鸡肝加山羊血"治肝病，很多人都慕名求治。张廉喜欢喝酒，而且有好大喜功的特点。一次病人请张廉吃饭期间，大夸他的医术，张廉喝多了两杯，也就有点沾沾自喜，正好席间有人喝醉，呕吐不止，众人正要把他送回家，张廉摇摇晃晃地站起来说道："没事！喝两碗鸡肝配山羊血，准行！"有个人便问："醉酒后喝山羊血，这不是大忌么？"张廉听后哈哈一笑："这是我祖上传下的秘方，其实就是鸡骨草配溪黄草，两种草药一定要配合起来用效果才好！"众人一听，一边称赞，一边暗自高兴，后来经过验证，两种草药确实相配使用治疗黄疸病效果良好，于是这个"鸡肝加山羊血"的秘方便逐渐流传开去。

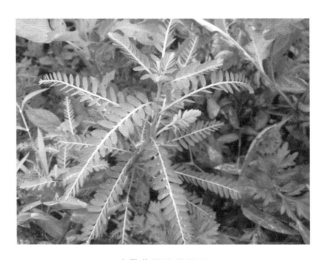

鸡骨草原植物图示

✓ 选购要点

以干燥洁净、叶少而细、茎粗细不一、无杂质者为佳品。

❀ 鸡骨草饮片示例

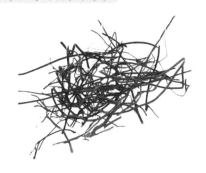

质量较佳的鸡骨草以枝为主，黑褐色，枝条上粗下细，长短不一，表面有细纵纹，无杂质。

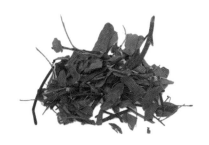

鸡骨草的药用部位为茎，质量欠佳的鸡骨草叶多茎少，色偏红。

鸡骨草临床使用注意事项	
性味归经	味甘微苦，性凉，归肝胃二经
功效	清热利湿，清肝利胆、散瘀止痛
主治病症	急慢性肝炎、肝硬化、时令感冒、毒蛇咬伤、新生儿溶血
常用量及毒性	常用量每次 10 ~ 30 克
不适宜人群	脾虚无湿热的病人
保存要点	鲜品于 1 周内食用，干品存放于阴凉通风处，保存期以 2 年为宜

🌿 鸡骨草常用食疗保健偏方

（1）西瓜青 100 克，鸡骨草 30 克，瘦肉 500 克，蜜枣 3 个，煎水饮，最适合暑月感冒表现为头身困重、咽喉肿痛、目赤肿痛等患者服用，另外对预防时令湿热流感也有一定的功效。

（2）鸡骨草 50 克，灵芝 20 克，排骨 250 克，黄豆 100 克，生姜少许，煲汤饮，隔天 1 次，对肝胆湿热证的急性黄疸型肝炎、急性中毒性肝炎的病人效果较好。

（3）鸡骨草 50 克，田螺 250 克，瘦肉 100 克，生姜少许，蜜枣 1 个，煮汤喝，隔天 1 次，田螺配鸡骨草适合用于湿热型肝炎、肝硬化病人。

（阮才芳，黄汉超）

溪黄草 清肝利胆解湿毒

● 产地与故事传说

　　溪黄草为唇形科香茶菜属植物溪黄草和线纹香茶菜的全草，俗称"土黄连""山羊血"等，主要分布于东北及广东、广西、四川、贵州等地，其中清远连州以及潮汕粤东地区是溪黄草的主产地，是广东地区的道地药材之一。

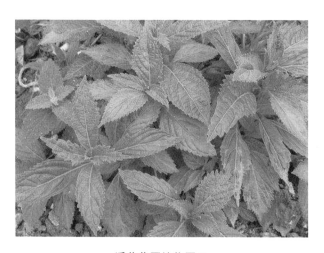

溪黄草原植物图示

✓ 选购要点

　　以枝叶完整而茎粗壮、干燥者为优质溪黄草。

❈ 溪黄草饮片示例

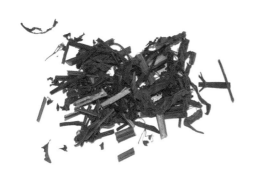

质量较佳的溪黄草枝叶完整，色黄褐，叶破碎度少，较为干爽。

质量欠佳的溪黄草茎多叶少，叶破碎较多。

溪黄草临床使用注意事项	
性味归经	味苦性寒，归肝胆二经
功效	清热利尿、消肿解毒、利湿退黄、散瘀止痛
主治病症	急性黄疸型肝炎、急性胆囊炎、痢疾、跌打伤痛
常用量及毒性	常用量每次 10~30 克，过量用会出现反胃、恶心等不适症状
不适宜人群	脾胃虚寒的病人不宜长期食用，会诱发肾功能不全
保存要点	鲜品于 1 周内食用，干品存放于阴凉通风处，保存期以 2 年为宜

🖌 溪黄草常用食疗保健偏方

（1）溪黄草 10 克，勒苋菜 50 克，扁豆 20 克，鲫鱼 1 条，生姜 3 片，煲汤饮，溪黄草搭配勒苋菜、扁豆以及鲫鱼，清湿热而不伤脾胃，对于湿热泄泻有较好的保健功效。

（2）溪黄草 20 克，白花蛇舌草 20 克，虎杖 20 克，煎水饮，每天 1 次，对证属肝胆湿热型急慢性肝炎、无名肿毒等有良好的辅助治疗功效。

（3）溪黄草 30 克，丹参 30 克，鸡骨草 20 克，田鸡 100 克，煮汤喝，对证属湿热瘀阻型急慢性肝炎、肝硬化、肝癌病人比较合适。

（4）溪黄草 20 克，洗净后用蒸馏水 500 毫升熬煮 20 分钟后放凉片刻，用蒸气熏眼，对治疗流行性结膜炎有一定的临床疗效。

（阮才芳，黄汉超）

广金钱草 利胆通淋排砂石

● 产地与故事传说

    广金钱草为豆科山蚂蝗属植物金钱草的干燥全草,广泛分布于长江流域各省区,主产于我国广东、广西、江西、四川、云南、福建等地。传说古时候在浙江金华地区有一对夫妻,丈夫李三因积劳成疾,腹痛旧患时作,吃了很多药均收效甚微。一日妻子小红赶到附近市集求医,路上碰见一个和尚坐地上卖药,便上前问询,和尚听罢,笑眯眯地拿起一把草药递给小红,嘱用之熬煮代茶饮,说罢人便不见了。小红回家煮药给丈夫喝,李三服药后便解下了一堆石头,腹痛症状日渐缓解,人们纷纷传说这是神仙下凡相助。地主得知,趁机前来讨取,夫妻俩无奈之下只好分了一点草药给地主,地主把草药放入祖传碧玉瓶中珍藏,有天家里来了客人,地主想趁机炫耀一番,便拿出碧玉瓶,谁知玉石瓶的瓶底居然化了,水流了一地,再抓起地上草药一看,早就枯黄了,贪婪的地主被气个半死。神仙草"警恶惩奸"的故事也就渐渐流传开去,故广金钱草的别名又叫"神仙对坐草"。

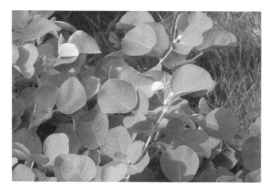

广金钱草原植物图示

✓ 选购要点

    以枝叶完整、色灰绿、无杂质者为佳品。

❀ 广金钱草饮片示例

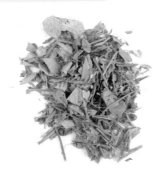 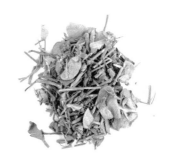

质量较佳的广金钱草枝叶完整，叶色鲜绿而质嫩，茎粗细不一且有根须。

质量欠佳的广金钱草枝叶完整，茎较粗而无须根，叶片色灰绿而不够质嫩。

广金钱草临床使用注意事项	
性味归经	味甘淡性凉、归肝胆肾膀胱经
功效	清热利湿，排石通淋，"驱邪不伤正"
主治病症	胆囊炎、胆石症、黄疸、肝炎、泌尿系结石、水肿、疥疮疔痈、毒蛇咬伤、跌打损伤
常用量及毒性	常用量每次 20～50 克
不适宜人群	暂无
保存要点	存于通风干燥处，保存期不超过 2 年

❀ 广金钱草常用食疗保健偏方

（1）广金钱草 50 克，车前草 50 克，三七粉 3 克，猪蹄 250 克，煎水饮用，每日 1 次，三药相配对新发的泌尿系感染病人及泌尿系结石具有很好的辅助治疗功效。

（2）广金钱草 50 克，茵陈 20 克，鸡内金 20 克，猪横脷 1 条，每天 1 次，连饮 1 月，对肝胆结石或黄疸型肝炎属湿热中阻型的病人较为适合。

（3）广金钱草每次 100 克，煎水 500 毫升，代茶饮，对毒蛇咬伤有一定的辅助治疗功效。

（黄汉超，李庆勇）

金银花 清热利咽消疮疡

● 产地与故事传说

金银花又名忍冬花、双花，是忍冬科忍冬属植物忍冬、华南忍冬、菰腺忍冬的干燥花蕾。我国大部分地区都有种植，其中河南出产者称为密银花，质量较佳，为道地药材。相传在河南开封的一个村庄里有一对孪生姐妹，大的叫金花，小的叫银花，由于父母早亡，两姐妹从小就被迫在地主家打工。地主是个尖酸刻薄的人，经常因为一些小事打骂两姐妹。一次地主的姨太太难产，金花被安排煎药及照顾姨太太，银花被安排请大夫及抓药，药煎好后金花急着送药，一不小心把药打翻在地上，姨太太因大出血而死，地主十分生气，毒打了金花，银花抓药回来后，见姐姐已是奄奄一息，难过至极，想起这些年来所受的折磨，越想心里越难受，趁夜里没人，便抱着姐姐一起跳进了地主家的一口井，后来管家就把井封了。到了第二年的夏天，从这口井长出了先白后黄的花朵，花香浓郁，经冬不凋，人们啧啧称奇，认为是姐妹俩变出来的花朵，故称此花为金银花。

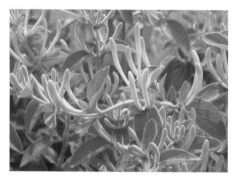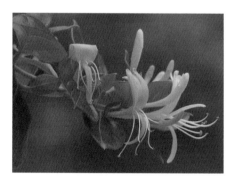

金银花原植物图示（图左为密银花，图右为山银花）

✓ 选购要点

以花未开放、色黄白、肥大、气味清香者为佳品。

❀ 金银花饮片示例

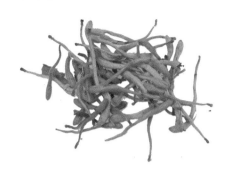 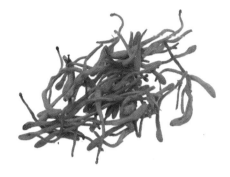

质量较佳的金银花色黄白，上粗下细，部分嫩绿而花蕾较大。

质量欠佳的金银花色较黄暗，放置时间较长，且花蕾较瘦小。

金银花临床使用注意事项

性味归经	味苦甘，性寒，归肺胃经
功效	清热解毒、利咽消肿、凉血消疮，被誉为"疗疮圣药"
主治病症	急性咽炎、化脓性扁桃体炎、乳腺炎、阑尾炎、痢疾，外用皮肤感染及湿疹、无名肿毒
炮制品简介	生晒品用于热毒疮疡，银花炭消炎能止血
常用量及毒性	内服一般每次 10 ~ 20 克，过量会伤胃气；外用每次 50 ~ 100 克
不适宜人群	脾胃虚寒以及疮疡颜色暗、疮液清者
保存要点	存放于阴凉通风处，保存期以 2 年为宜

❀ 金银花常用食疗保健偏方

（1）金银花 10 克，蒲公英 20 克，甘草 5 克，蜜枣 1 个，煎水饮用，每天 1 ~ 2 次，对于化脓性扁桃体炎、急性咽炎、手足口病等都有较好的辅助治疗和预防功效。

（2）金银花 30 克，丝瓜络 50 克，白酒 5 毫升，丝瓜络用小火烧成灰，将金银花浓煎至 100 毫升，兑入丝瓜络灰及白酒温服，每日 2 次，对于急性乳腺炎有效。

（3）金银花 100 克，忍冬藤 50 克，徐长卿 50 克，淘米水 1 000 毫升煎水后外用泡浴，对防治急性湿疹、夏季皮炎以及皮肤无名肿毒较有功效。

（李庆勇）

芦根 清肺止呕透毒疹

● 产地与故事传说

　　芦根又名苇根，为禾本科植物芦苇的根茎，我国各地均有种植栽培，主产于江苏、浙江、安徽、湖北等地。传说在古时江南山区，有一个开米铺的老板，经常克扣自己员工的工钱，大家都十分恼火。一次老板病了，高热数天不退，请来大夫开了药，其中有水牛角等名贵药物，药费较高，有个伙计想起自己小时候高热不退，奶奶到河边挖芦根煎水让自己服用的经历，心中灵机一动，便和几个伙计说道："芦根和这水牛角都是无色的，芦根还有点甘甜味，干脆把水牛角换了，省下的钱大家就平均分怎样？"由于大伙都痛恨老板，众人一拍即合，于是就把水牛角删去，挖来芦根煎药。药煎好以后众人反倒忐忑不安，不自觉地都去看看老板用了药后怎样，没想到这鲜芦根还真管用，老板喝下去以后，热竟然逐渐退了！众人心中暗喜不已，老板还以为众人真的如此热心照顾自己，遂逐一打赏！芦根这味不用钱的退热药也逐渐流传开了。

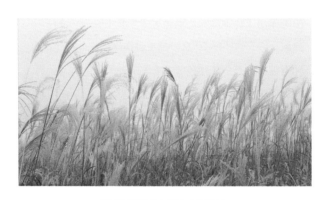

芦根原植物图示（芦苇）

✔ 选购要点

　　以条粗壮、色黄白、有光泽、无须根、质嫩者为佳。

芦根饮片示例

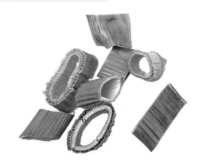
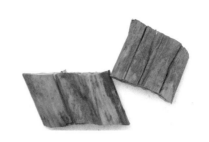

质量较佳的芦根色黄白而
干洁有光泽，无杂质。

质量欠佳的芦根色较黄，表面尚
有泥等污渍，放置时间较长。

芦根临床使用注意事项	
性味归经	味甘性寒，入肺、胃、膀胱经
功效	清热除烦、透疹解毒、清利肺气、引水下行
主治病症	胃热哕呕、麻疹发热、肺热咳嗽、支气管扩张、肺脓肿
常用量及毒性	无毒，干品一般每次 10～30 克，鲜品为每次 50～100 克
不适宜人群	寒咳不宜、脾胃虚寒者慎用
保存要点	鲜品需要埋在湿沙之中防干，1 周内用完，干品存放于阴凉通风处，保存期 2 年为宜

芦根常用食疗保健偏方

（1）鲜芦根 100 克，麦冬 20 克，马蹄 50 克，丝瓜 100 克，粳米 50 克，煮粥吃，每天 1 次，对小儿咳嗽、烦躁不眠有效，并可作为急性肝炎的辅助食疗。

（2）芦根 50 克，冬瓜仁 5 克，鱼腥草 5 克，雪梨 1 个，炖汤饮，每天 1 次，对大叶性肺炎、支气管扩张、肺脓肿病人效果较佳，这里芦根最好用鲜品。

（3）白茅根 50 克，芦根 50 克，芫茜 30 克，冰糖适量，煎水饮用，可作为手足口病及麻疹流行时节的预防保健凉茶。

（4）芦根 500 克，蜂蜜 200 毫升，水 5 000 毫升，慢火熬煮至 500 毫升后兑入蜂蜜，熬制收膏，每日 2 次，每次 20 毫升，对顽固性便秘有较好的治疗功效。

（黄汉超，金小淰）

青蒿 截疟除蒸透郁热

● 产地与故事传说

　　青蒿是菊科植物青蒿或黄花蒿的全草，广泛分布于我国辽宁、广东、湖北、浙江、福建等地。传说在远古时，东海龙王生日，各路神灵前来贺寿，其中南海龙王为示敬重，特送了一棵七彩珊瑚树，树上镶嵌了多颗珍珠，最神奇的是树上的珍珠会根据不同时辰变换颜色，呈现出"福""寿""吉""祥"等字，龙王十分喜欢，命人用水晶罩将之罩住珍藏起来。后来孙悟空因为取走东海龙宫的定海神针导致龙宫地动山摇，这棵珍贵的七彩珊瑚树被震得支离破碎，随之飘离出了龙宫，搁浅在岸边，珊瑚枝和珍珠散落遍地，入土后便消失了，后来在海岸边长出了一株株如同珊瑚树般的植物，旁边还伴有一簇簇白色素雅的鲜花，气味芳香宜人，传说这就是青蒿和栀子的来源。

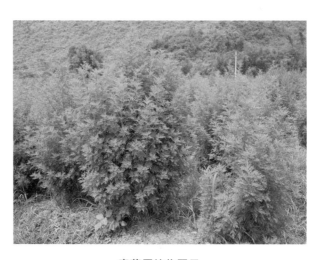

青蒿原植物图示

✔ 选购要点

　　以质嫩、色青绿、气味清香、无杂质者为佳品。

❀ 青蒿饮片示例

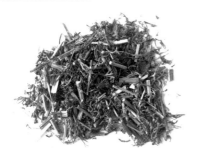 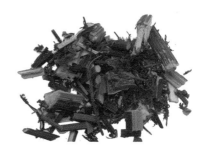

质量较佳的青蒿草叶质嫩
而色绿，茎少而细，无杂质，
气味芳香。

质量欠佳的青蒿色偏暗沉，
草叶不如图左青绿且较少，茎
粗而多，气味不够芳香。

青蒿临床使用注意事项	
性味归经	味苦微辛，性寒，归肝胆二经
功效	解暑温、透热除蒸
主治病症	阴虚夜热不退、疟疾发热、郁火不舒、肠风下血
炮制品简介	生用透外热，醋制品用于肝胆郁热，鳖血炙用于阴虚发热
常用量及毒性	无毒，一般每次 10 ~ 30 克
煎煮要点	不宜久煎，后下煎 10 分钟内
不适宜人群	产后血虚，内寒作泻及脾胃虚弱者
保存要点	忌高温，宜存放于阴凉通风处，保存期以 1 年为宜

❀ 青蒿常用食疗保健偏方

（1）青蒿20 克，扁豆20 克，荷叶10 克，地骨皮（枸杞叶梗），粳米50 克，煮粥吃，对于初期暑温感冒表现为发热、头痛、纳呆有较好的辅助治疗功效，可作为暑温季节期间感冒病流行时的保健食疗方。

（2）青蒿10 克，黄芩10 克，茵陈20 克，炒麦芽30 克，冰糖适量，煎水饮用，每天1 次，对于登革热、流行性出血热等烈性传染病效果较佳。

（3）青蒿50 克，香薷50 克，荆芥穗30 克，金银花30 克，栀子20 克，煎水2 000 毫升外洗，水开后煎煮15 分钟，兑入凉水至不烫手后泡浴，每天1 ~ 2 次，对外感高热患者尤其是儿童有较好的退热功效。

（黄汉超，阮才芳）

栀子 清解三焦之郁火

产地与故事传说

栀子为茜草科栀子属植物栀子的果实。多生长于温暖湿润的酸性土壤之中，主产于我国江苏、浙江、湖南、安徽、江西、福建、四川等地，以湖南地区产量较大，浙江温州地区出产者质量较佳，为道地药材。由于栀子黄色素是天然的无毒染料，并且具有很好的药用保健价值，故栀子被列为第一批药食同源的中药材之一。传说以前有个地主嗜酒成性，酒后常乱发脾气，或打人或摔物品，

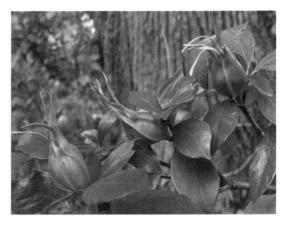

栀子原植物图示

家丁丫鬟们对他这种脾性十分讨厌。有一天，财主饮酒回家，因为吃了较多咸腻食物，口渴非常，便叫下人沏茶，家丁见状，心想这坏家伙醉成那副样子，每次一拿茶过去不是嫌慢就是嫌茶水热，肯定少不了一顿打骂，这次非得整整他不可，便用栀子泡了浓浓的一壶茶，泡凉后送到了财主房间，家丁把茶一放下，拔腿便跑，财主口渴，也顾不得追家丁，拿起茶便咕咚咕咚地喝下去，这栀子茶虽凉凉的好入口，但实在是太苦了，财主喝完几杯，觉得胃中翻滚，张开嘴哇地吐了一地，吐完后人顿时清醒，通身舒泰，财主好奇之下，便问家丁，家丁怕挨骂，便答这是其祖传的解酒茶，财主一听甚为喜悦，重赏了家丁，并常指定喝这种"解酒茶"，栀子解酒醒神的功效便逐渐流传开去。

选购要点

以色黄红或橙红、果实长圆而饱满为佳品，瘦小不饱满、表面橙黄色或带青色、有破碎者质量稍次。

✿ 栀子饮片示例

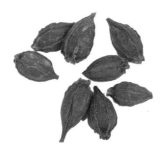 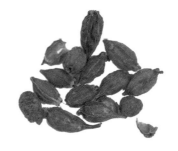

质量较佳的栀子呈长卵圆形，大小相对均匀饱满，色橙红，无破碎。

质量欠佳的栀子大小不一，部分色发黑，有破碎。

栀子临床使用注意事项	
性味归经	味苦性寒，归心、肝、肺、胃及三焦经
功效	泻火除烦、清热除湿，凉血解毒
主治病症	火热型咽喉肿痛、口舌生疮及失眠、急性肝炎和胰腺炎、菌痢
炮制品简介	生用善于清热，炒焦后用于湿热痢疾，加盐炒制后去下焦湿热；炒黑后用于血热导致的吐血、衄血、便血等症
常用量及毒性	一般每次 10～20 克
不适宜人群	产后血虚、内寒作泻及脾胃虚弱者
保存要点	宜存放于阴凉通风处，保存期以 2 年为宜

✿ 栀子常用食疗保健偏方

（1）栀子 10 克，茵陈 20 克，丹参 20 克，猪横脷 1 条，蜜枣 2 个，煲汤饮，每天 1 次，对湿热瘀阻型急性黄疸型肝炎、酒精性肝炎等疾病有较好的辅助治疗功效。

（2）栀子 10 克，槐花 10 克，甘草 3 克，煎水代茶饮，每天 1 次，对肠胃湿热引起的痔疮出血、口气臭秽以及湿热型高脂血症病人都有较好的辅助治疗功效。

（3）茵陈 50 克，栀子 50 克，金银花 50 克，大黄 20 克，甘草 10 克，煎水 2 000 毫升泡浴用，每天 1 次，对新生儿黄疸有很好的退黄功效。

（黄汉超，阮才芳）

夏枯草 清肝泻火消瘰疬

● 产地与故事传说

夏枯草为唇形科夏枯草属植物夏枯草的果穗，主产于我国江苏、河南、安徽等地。传说从前有个秀才，母亲得了瘰疬病，久治无效。一天乡里来了一个郎中，郎中看后道："后山有种草药，能治你母亲的病。"说完便带秀才上山去采集一种紫色花穗儿的野草回来煎汤。果然，服药后秀才母亲的病就痊愈了。秀才十分感激，郎中临行前赠言："这种草药夏天一过便枯死，若要备用，需及时采集，切记！"秀才当时并没十分在意。后来县官的母亲也得了瘰疬病，四处张榜求医，秀才得知后，自告奋勇揭榜，可寻遍了附近山坡野地，却连一棵药草也没找到。县官一怒之下打了秀才五十大板。秀才悻悻而回，途中碰到郎中便抱怨道："你害得我挨了县官五十大板！"郎中了解缘由之后，摇头叹道："去年临走时，我曾提醒过你，夏天一过，这草就会枯死！"秀才听后才恍然大悟，为了吸取教训，他就把这草药命名为"夏枯草"。

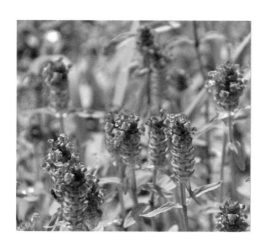

夏枯草原植物图示

✔ 选购要点

以色紫褐、穗大、气味芳香者为佳品。

夏枯草饮片示例

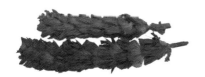 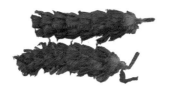

质量较佳的夏枯草穗大而色淡棕，外表面有白毛。

质量欠佳的夏枯草花穗不够大，并且色偏黄褐，表明放置时间较长。

夏枯草临床使用注意事项	
性味归经	味苦辛、性寒，归肝胆经
功效	清肝泻火，明目，散结解毒，"泄肝火以利气血"
主治病症	风热头痛、结膜炎、淋巴结结核、肝阳上亢型高血压、失眠
常用量及毒性	无毒，常用量每次 10～30 克，过量会导致头晕、恶心反胃
不适宜人群	气虚、胃寒者慎用，需要配搭党参、白术等一并使用
保存要点	存放阴凉通风干燥处，久存可使味变甘而性平，能和阳养阴

夏枯草常用食疗保健偏方

（1）夏枯草 30 克，猫爪草 30 克，瘦肉 500 克，煎汤饮，每日 1 次，对热毒蕴结型淋巴结肿大、淋巴结炎、淋巴结核都有较好的辅助治疗功效。

（2）夏枯草 20 克，枸杞子 10 克，决明子 10 克，白菊花 10 克，煎茶饮用，每天 1 次，可作为糖尿病、高脂血症以及高血压病人的保健饮料之一。

（3）夏枯草 20 克，半枝莲 20 克，蜜枣 2 个，浓煎至 500 毫升，每日 2 次，对急性黄疸型肝炎、急性菌痢、流行性感冒均有较好的辅助治疗功效。

（4）半夏 15 克，夏枯草 15 克，白茯苓 20 克，方对心脾两虚型神经衰弱者疗效较佳。注意这里所用的夏枯草最好久存 2～3 年，效果更佳。

（李庆勇）

鱼腥草 清肺化痰排痈脓

● 产地与故事传说

　　鱼腥草是三白草科蕺菜属植物蕺菜的带草全根，又名蕺菜，我国大部分地区都有栽培种植，主产于浙江、江苏、安徽、河南、福建等地。传说鱼腥草最早是被作为一种食材而使用的。古时候有个和尚，刚出家时还不太适应，老是因戒不了嘴被老师傅责罚，后来有一次在后山摘菜时发现了这种野草，挖回煮食还带有特殊的鱼腥味，和尚暗自欢喜，便把这种野草煮后放在醋坛中浸泡食用。一次煮鱼腥草时下大雨，和尚忙于上山收衣服，忘了盖上锅盖，一时间鱼腥味四起，方丈路过后大怒，和尚连忙解释，方丈半信半疑，怀疑和尚是先把鱼煮了后扔掉，和尚遂把自己腌制的鱼腥草给方丈品尝，方丈夹起一把鱼腥草放在嘴里吃，只觉酸爽可口，嚼后还有淡淡的鱼腥味，这才逐渐息怒。许多和尚闻讯后好奇前来品尝，有的人食后还发现自己的感冒、咽喉肿痛等疾病不知不觉好了，醋拌鱼腥草这道菜也就慢慢流传开来。

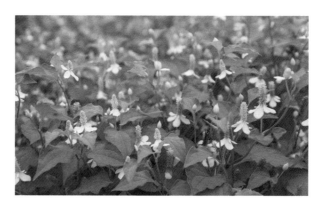

鱼腥草原植物图示（蕺菜）

✓ 选购要点

　　鲜品以茎粗壮、叶嫩绿者为佳；干品以淡红褐色、茎叶完整者为佳。

✿ 鱼腥草饮片示例

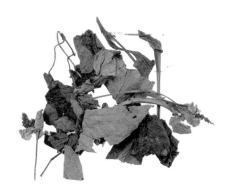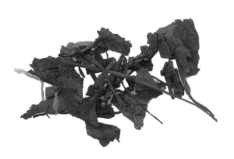

质量较佳的鱼腥草茎较为粗壮，茎、叶、花完整，叶上表面暗棕色，下表面灰棕色，破碎度少。

质量欠佳的鱼腥草茎叶尚完整，但叶色发黄，较为陈旧。

鱼腥草临床使用注意事项	
性味归经	味辛性微寒，归肺、膀胱、大肠经
功效	清热解毒、排脓消痈、利尿通淋，对多种细菌均有抑菌功效，被誉为"天然的抗生素"
主治病症	风热感冒、肺炎、肺脓肿、泌尿道感染、痔疮急性发作
常用量及毒性	干品每次 10～30 克，鲜品每次 50～100 克，过量有肾毒性
不适宜人群	虚寒证、阴证疮疡、慢性肾功能不全者
保存要点	存放阴凉干燥处，保存期以 2 年为宜

🐟 鱼腥草常用食疗保健偏方

（1）鱼腥草 30 克，薏苡仁 30 克，芦根 50 克，冬瓜 250 克，煎汤代茶饮，对热毒型急性化脓性扁桃体炎、支气管肺炎、急性乳腺炎、急性泌尿道感染等均有很好的辅助治疗功效。

（2）鲜鱼腥草 50 克，芫茜 20 克，黑木耳 10 克，陈醋、蒜蓉、食盐适量，凉拌食用，对风热型咽喉肿痛有较好的疗效，并有助预防手足口病、麻疹及春季流感。

（3）鲜鱼腥草 50 克，田螺 1 斤，麻油适量，炒后做菜吃，对内外痔均有较好的辅助治疗功效。

（黄汉超）

温热类 中药

Traditional
Chinese medicine

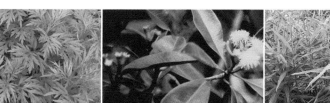
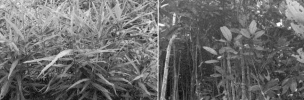

艾叶 艾灸专药暖宫寒

产地与故事传说

艾叶为菊科蒿属植物艾的叶，在我国大部分地区都有栽培种植，主产于四川、安徽、山东、江苏、浙江、广东、广西、云南、甘肃等地，一般于当年秋季播种，来年春夏季采摘。传说在古时江南地区，每逢农历五月初五前后，必定瘟疫高发，人们认为这是瘟神下凡作祟之故，尝试了烧鞭炮、画符、跳火盆等驱魔仪式，但都收效甚微。后来有人发现寺庙或道观很少有瘟疫，细观后发现他们五月前后就会用艾叶和雄黄烧水洗神桌、神像，道观中还会用雄黄酒拜祭。众人便模仿寺庙做法用雄黄和艾叶混合烧水洗身，拜祭后喝雄黄酒、挂艾叶串，这种做法果然有效，如此拜祭后该处的瘟疫病就会减少，人们遂把端午节喝雄黄酒、用艾叶洗澡等习俗固定下来并广为流传。

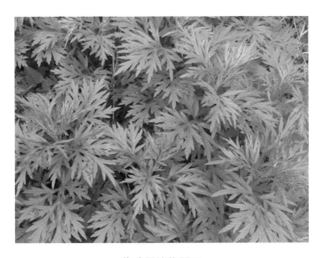

艾叶原植物图示

选购要点

一看，色嫩绿，叶下白色绒毛多者为佳；二摸，质地柔软者为佳；三闻，香气浓郁者为佳。

❀ 艾叶饮片示例

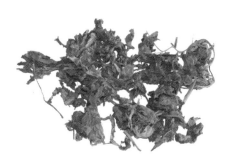 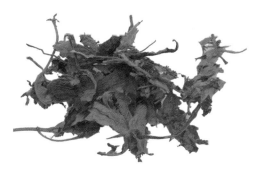

质量较佳的艾叶上表面色灰绿，较为皱缩，表明质嫩，下表面尚可见密生白色绒毛，气味清香。

质量欠佳的艾叶色偏黄褐，表面绒毛较少。

艾叶临床使用注意事项	
性味归经	味辛性温，归肝脾肾经
功效	温经止血、安胎逐寒、止泻止痢，外用止痒
主治病症	胎动不安、痛经、带下崩漏、细菌性痢疾、湿疹、疥癣
炮制品简介	艾绒用于火灸；醋艾叶温经止痛较佳；艾叶炭止血较佳
常用量及毒性	内服每次 20 克内为宜，外用每次 50～100 克
不适宜人群	阴虚血热、肝火旺者慎用
保存要点	需存放于阴凉干燥处，保存期不超过 2 年，返潮发霉就不宜再用

❀ 艾叶常用食疗保健偏方

（1）艾叶 10 克，杜仲 20 克，鸡蛋 2 个，煮汤后食用，每日一次，对习惯性流产及经间期出血有较好的辅助治疗功效，从怀孕后即可服用。

（2）当归 10 克，醋艾叶 10 克，香附 5 克，红糖 10 克，小火浓煎至 200 毫升，女性经前 1 周饮用，每日 1 次，对女性宫寒血瘀导致的痛经疗效较佳。

（3）艾叶和菊花各 100 克，洗净去杂质，晒干，放入药袋中做药枕用，对于治疗偏头痛有一定的功效。

（4）新鲜艾叶 50 克，花椒 10 克，黄檗 10 克，煮水外用浸泡，对会阴瘙痒及湿疹有较好的辅助治疗功效。

（罗静霞，黄汉超）

丁香 降逆止呕散胃寒

● 产地与故事传说

　　丁香是桃金娘科丁香属植物丁香的花蕾，原产于马来西亚及非洲，在我国广东、广西、云南、海南等地也广为种植。相传八仙下凡，蓝采和由于好酒而忘了归期，被玉帝罚在凡间反省一年，期间法力全失，幸得酒馆主人的女儿收留，二人日久生情。临别前两人依依不舍，蓝采和从花篮中摘下一朵鲜花交给馆主女儿，告知只要将花瓣摘下做成香囊，便能保平安，日后如有不适，只需将花捣碎，和酒温服，定当药到病除，但如遇血水则为毒药。后来酒馆无端惹了官非，馆主及女儿双双入狱，狱中虽环境恶劣，但两人都没有受到虫蚁咬伤，狱卒得知是其香囊之功后，更想据为己有，父女两人将计就计，告知狱卒需要滴血和酒服下花瓣方才有效，贪婪的狱卒喝后一命呜呼。父女两人出狱后便将丁香广为种植，成为人们津津乐道的奇花之一。

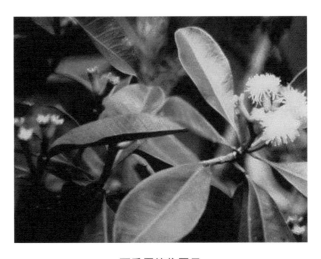

丁香原植物图示

✔ 选购要点

　　一看，大、粗壮、紫棕色或棕褐色为佳；二尝，香气强烈、油多者为佳。

❀ 丁香饮片示例

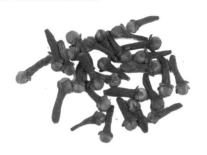 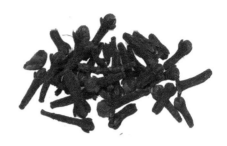

质量较佳的丁香大小均匀，花蕾饱满，色棕褐而有光泽，质坚实而富油性，气味芳香浓烈，味辛辣麻舌。

质量欠佳的丁香大小不均，有的花蕾不够饱满，部分花蕾已脱落，还有杂质，色深褐而欠光泽。

丁香临床使用注意事项	
性味归经	味辛性温，归脾胃肾经
功效	温中降逆、和胃止呕、温肾助阳、抑菌杀虫
主治病症	肾虚牙痛、久病呃逆、慢性胃炎及胃十二指肠溃疡
常用量及毒性	每次 5 ~ 10 克为宜，超过 20 克可导致呕血、便血、吐泻
煎煮要点	富含挥发油，宜先浸泡 30 分钟，后下煮 10 分钟
配伍宜忌	忌郁金，属中药配伍"十九畏"
不适宜人群	外感热病、素体阴虚内热、急性消化道出血、扁桃体发炎者
保存要点	富含挥发油，需存放于阴凉干燥处，保存期不超过 2 年

❀ 丁香常用食疗保健偏方

（1）丁香和胡椒各 5 克，猪肚 1 个，药材放入猪肚内，隔水蒸炖 2 小时后下盐调味食用，对反胃、胃痛、虚寒型消化性溃疡有较好的治疗功效。

（2）反胃或呃逆发作时，嚼服 5 克丁香，连唾液徐徐吞服，可缓解呃逆。

（3）丁香 3 克，薄荷 3 克，每日嚼后用温水漱口，连用 20 天，能较好地消除口腔异味。

（4）丁香 3 克，花椒 3 克，捣碎后敷牙痛处，有较好的止痛功效。

（5）丁香 3 克，吴茱萸 3 克，肉桂 3 克，共同炒热后放在纱布上敷贴脐部，对小儿腹泻、肠痉挛等效果较佳。

（黄汉超，李庆勇）

生姜 家庭的保健医生

产地与故事传说

　　生姜是姜科植物姜的新鲜根茎，在我国大部分地区都有种植，主产于我国湖南、四川、贵州一带，尤其四川永福等地区出产的生姜块大、根茎粗壮、皮细、肉白多粉质量最佳。生姜是常用的做菜佐料，据说神农尝百草时误食毒蘑菇昏迷，苏醒后发现躺卧之处有一丛青草。神农顺手一拔，把它的块根放在嘴里嚼。过了不久，肚子里咕咕作响，泄泻过后诸般难受症状便消失了。神农本姓姜，他看这株植物功效神奇，能让自己起死回生，故名"生姜"。我国古代著名教育家孔子活了 73 岁，在春秋时期算是少见的高寿，其长寿秘诀之一，就是食生姜。民谚有云"冬食萝卜夏食姜，不劳医生开药方"，可见小小的生姜有很好的保健价值。

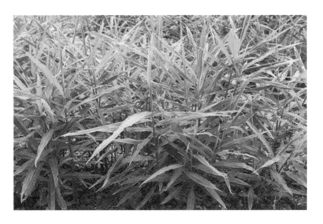

生姜原植物图示

选购要点

　　一看，根茎大而饱满、皮干色黄、无虫口者、断面黄亮为佳品；二闻，姜味浓而无刺鼻硫黄味者为佳品；三尝，姜肉辛辣味浓、少渣者为佳品。

❀ 生姜饮片示例

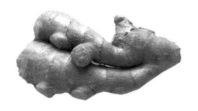

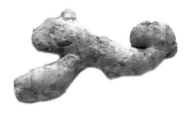

质量较佳的生姜肥厚饱满，皮色黄亮而有光泽。

质量欠佳的生姜皮色偏暗黄且不够润泽，肉质不够饱满。

生姜临床使用注意事项	
性味归经	味辛性温，归肺胃脾经
功效	散风寒、和胃止呕、去痰下气、解鱼蟹菌蕈毒及药毒
主治病症	风寒感冒、胃肠型感冒、妊娠呕吐、胃寒呕逆
常用量及毒性	每次 5~20 克为宜，过量易诱发目痛、疮痈等症状
配伍宜忌	不宜和黄芩相配，止呕效果会降低
不适宜人群	阴虚内热、急性痔疮者
保存要点	存于阴凉通风处；潮湿闷热易发霉或虫蛀，霉变后有毒

❀ 生姜常用食疗保健偏方

（1）生姜 5 片，葱白 3 根，新鲜紫苏叶 30 克，煎水 200 毫升，外用生姜片贴敷推大椎穴，对于表现为鼻塞、头痛、恶心的食滞胃肠或初期外感风寒有效。

（2）生姜 5 片，甘蔗汁 100 毫升，煮水可作夏季户外活动保健饮品，能预防中暑。

（3）猪脚 500 克，生姜 250 克，甜醋 300 毫升，陈醋 50 毫升，猪脚、生姜同煮 30 分钟后放入甜醋、陈醋、冰糖调味，至猪脚皮变软后食用，是岭南地区的产后特色补品，能养血活血，祛风散寒，对于手足冰冷之人士也很合适。

（阮才芳，黄汉超）

肉桂回阳救逆通血脉

产地与故事传说

肉桂为樟科樟属植物肉桂的干燥树皮、枝皮，主产于我国广东、广西、云南等地，以广东罗定、高要地区出产者质量最佳，为道地药材。树龄为 5 ~ 6 年的称官桂，10 年左右称企边桂，10 年以上称板桂，年份越老，功效越好。传说肉桂树原本奇臭无比，村民把受伤坠落凡间的神龙藏在肉桂林中进行救治，神龙伤愈后离去。村民惊奇地发现，肉桂林的臭气消失了，肉桂树树皮变厚了，犹如龙身上的鳞片一样，摘下树皮，香气浓烈，尝之通身舒泰。据说是树浸染了龙身精血的缘故，因此肉桂树被视为吉祥的象征。

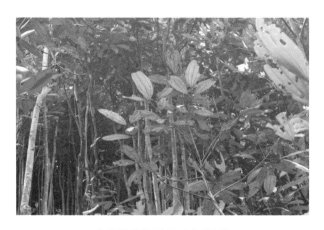

肉桂原植物图示（肉桂树）

选购要点

一看，皮细肉厚、断面紫红色、用指甲刮划油性大者为佳；二闻，香气浓者为佳；三尝，味甜微辛，嚼之无渣者为佳。

❀ 肉桂饮片示例

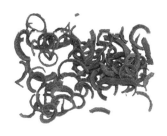 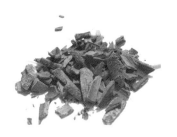

质量较佳的肉桂切片肉厚，外表灰棕色，内表层呈红棕色，油性大，质脆硬，闻之香气浓烈，味辛辣，为油筒桂。

质量欠佳的肉桂肉质较薄，外表皮稍粗糙，内层呈棕黄色，油性不够大。

肉桂临床使用注意事项	
性味归经	味辛甘，性热，归肾、脾、心、肝经
功效	暖脾胃，走窜通关，除积冷，通血脉，为"引火归元"要药
主治病症	阳虚寒凝型心腹冷痛伴冷汗出、慢性咽炎、冠心病、糖尿病
常用量及毒性	每次 3～10 克为宜，超过 20 克可导致鼻衄、呕血、便血
煎煮要点	肉桂油久煎后会挥发，故宜后下，煮 5～10 分钟
配伍宜忌	宜和人参、甘草、生地等配伍，忌与赤石脂配伍
不适宜人群	火热咽痛、血虚内燥、血热失血、产后血热者，孕妇
保存要点	富含挥发油，需存放于阴凉干燥处，保存期不超过 2 年

🐢 肉桂养生食疗保健偏方

（1）肉桂 5 克，党参 20 克，当归 10 克，生姜 20 克，炆羊肉，每周 1 次，冬季食用，对血虚腰痛、阳虚失眠、妇女月经量少、经前畏寒等症有很好的调理功效。

（2）肉桂、干姜、陈皮按照 1∶1∶1 的比例泡茶，每天 1 次，对慢性咽炎、慢性胃炎有很好的辅助治疗功效。

（3）丁香、肉桂按照 1∶1 的比例磨粉，炒香研末，加温开水兑开呈糊状，外敷肚脐，每天 2 次，10 小时左右换药 1 次，对于小儿寒湿腹泻有较好的临床疗效。

（李庆勇，黄汉超）

疏风解表类 中药

Traditional
Chinese medicine

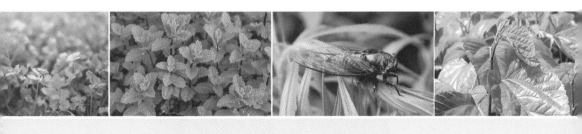

荆芥 疏风透邪理血疾

● 产地与故事传说

　　荆芥是唇形科植物荆芥的全草，又名假苏，以穗多下垂似古代帽饰的流苏故名，我国大部分地区都有分布，主产于江苏、浙江、江西、湖北、河北等地。传说战国时期秦昭王有次出征战败，落荒而逃，路过一片林地休息，看到一大片绿油油的荆芥，蝴蝶及小雀在荆芥穗上飞舞，便问随从文官这是什么征兆，文官答道："色紫贵色，虫鸟相随，祥和之兆，将军虽败而不必气馁，日后必有贵人相助以渡难关。"果然不久便有人向秦昭王推荐武将白起，秦昭王大喜，认为荆芥穗为吉祥之物，每次出征前必命将士用荆芥穗泡浴，腰间别上荆芥穗。许多将士用荆芥穗泡浴后都觉得通身舒泰，昭王因此更迷信荆芥穗的神奇功效，遂命人广泛种植。因为接触得多了，人们便开始逐渐熟悉荆芥的功效。

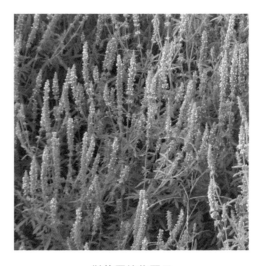

荆芥原植物图示

✅ 选购要点

　　以浅紫色、茎细、洁净、穗多而密者为佳品。

❀ 荆芥饮片示例

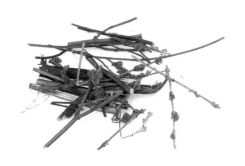

质量较佳的荆芥茎细而茎穗全。

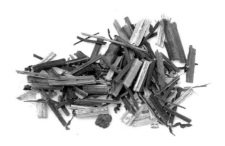

质量欠佳的荆芥以茎为主，且较粗，夹带泥土等杂质。

荆芥临床使用注意事项	
性味归经	味辛性温，归肝肺二经
功效	疏风解表、发汗透疹、辟秽解毒、止血理血，为治风热血热的要药
主治病症	风热感冒或瘟疫所致的头目肿痛、咽痛、皮疹，瘟疫发斑
炮制品简介	生用升散，炒炭用止血
常用量及毒性	无毒，常用量每次 5～10 克
煎煮要点	因富含挥发油，不宜久煎
不适宜人群	表虚自汗、阴虚头痛者慎服
保存要点	存放阴凉干燥处，保存期以 2 年为宜

❀ 荆芥常用食疗保健偏方

（1）荆芥穗 5 克，当归 5 克，薄荷 3 克，野菊花 5 克，泡茶饮用，每日 1 次，此方对于风热型结膜炎、结膜下出血等不适症状有较好的辅助治疗功效。

（2）荆芥 10 克，徐长卿 20 克，土茯苓 30 克，绿豆 50 克，白鸽 1 只，煲汤饮用，每周 2 次，此方对血热型湿疹、荨麻疹有较好的辅助治疗功效。

（3）将鲜荆芥叶捣碎，湿敷患处，每天 1 次，对治疗真菌性足病有一定的效果。

（黄汉超）

芫荽 发表利咽透疫疹

产地与故事传说

芫荽又名香菜、胡荽，为伞形科芫荽属植物芫荽的带根全草，是大众熟知的餐桌上的佐菜之一，在我国大部分地区均有栽培种植。据说在民国时期以余岩为首的几个学者起草了有关废除中医的法案，在争论期间起草法案的一位专家伍连德的小孩患了麻疹，高热不退，用了许多西医方法都无效，家人十分焦急。邻居见状，便拿出自家晒的胡荽干给伍连德，嘱之用红萝卜等煎汤给孩子喝，直到疹出透后方停药，并配合中药方外洗。用药后小孩果然退烧，人也变得精神，伍连德觉得可能是碰巧而已，并没有在意，见热退便没再服用胡荽汤，小孩出现反复低热咳嗽，用遍西药效果欠佳。一个老中医接诊，说此为邪热内陷，开了三剂中药，也用胡荽为引，结果热退后疹出，孩子咳嗽也显著减少，精神好转，伍连德才渐渐改变了对中医的偏见，后来也没在废除中医法案中坚持自己原有的观点，胡荽挽救了中医也就成了一段佳话。

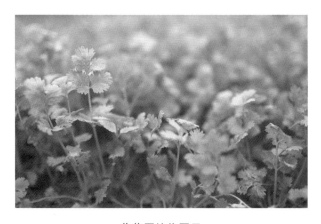

芫荽原植物图示

选购要点

以头和茎粗壮、色青绿而不发黄、无虫口者为佳品。

❀ 芫荽饮片示例

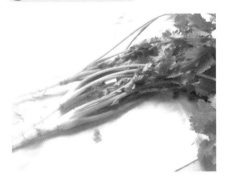

质量较佳的芫荽头和茎粗壮，叶色青绿。

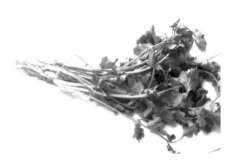

质量欠佳的芫荽茎细，叶色不够青绿。

芫荽临床使用注意事项	
性味归经	味辛性温，归肺、脾、肝经
功效	发表升阳、透疹解毒、消食开胃、利咽止痛
主治病症	麻疹、风寒感冒、急性咽炎、手足口病
常用量及毒性	鲜品每次 30 ~ 50 克，干品每次 10 ~ 20 克为宜，多食会头晕
煎煮要点	富含挥发油，宜后下煮 1 ~ 2 分钟
不适宜人群	疹出已透、疹未透但为热毒壅滞者慎用
保存要点	鲜品保存期不超过 72 小时，干品不宜超过 1 年，存于阴凉处

❀ 芫荽常用食疗保健偏方

（1）芫荽 20 克，豆腐 1 块约 200 克，红萝卜 1 条约 200 克，对急性上呼吸道感染、风热型麻疹急性期有较好的治疗功效，有助于让疹出透，缩短病程。

（2）芫荽 20 克，紫苏叶 10 克，生姜 5 片，对风寒感冒、登山远足或在山林工作者均有较好的预防功效。三种材料最好都是用新鲜品。

（3）新鲜芫荽 50 克，鲜山药 50 克，鲫鱼 1 条约 500 克，生姜 3 片，煲汤饮，每周 1 ~ 2 次，能利水消肿，有助于赶走春困，可作为春天的保健调理汤水。

（黄汉超，金小洣）

薄荷 提神醒脑齿留香

● 产地与故事传说

　　薄荷为唇形科薄荷属植物薄荷、家薄荷的全叶或全草，我国大部分地区都有种植栽培，主产于江苏、浙江、江西等地。传说三国时期，诸葛亮为收服孟获，让军士长期驻扎在云贵一带，由于地处湿热之地，许多士兵终日都觉得头昏脑涨、精神不振、没有胃口。某日有个士兵训练后觉浑身乏力，在草丛中倒头便睡，醒后觉身边的野草有一种特殊的香气，闻了十分舒服，遂摘了几株嚼服，吃后只觉神清气爽，通身舒泰。诸葛亮听闻后马上命人采摘这种野草，并用茴香、生姜、滑石粉一起同煮分给将士们一同饮用，众人喝了以后均觉精神大振，赞不绝口。诸葛亮特以"升阳草"命名之，并让军士在每次出战时都含一片，此举大大提高了士兵的战斗力。诸葛亮平定孟获后还特意带了几株"升阳草"回去蜀国种植，而这种野草正是薄荷。

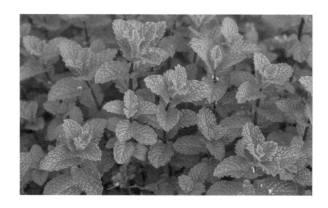

薄荷原植物图示

✔ 选购要点

　　以身干、叶绿、无根及杂质、气味香浓者为佳品。

❀ 薄荷饮片示例

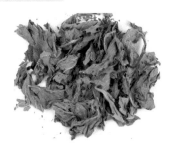

薄荷以气味清香取效，故主要入药部位在叶，质量较佳的薄荷叶多色绿质嫩，茎细。

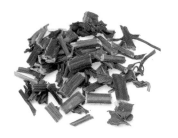

质量欠佳的薄荷茎梗多而叶少，色偏黄褐。

薄荷临床使用注意事项	
性味归经	味辛性凉，归肝肺经
功效	疏风透疹、发汗散火、辟秽解毒、疏肝解郁，"风火郁热皆能治"
主治病症	风热感冒或瘟疫所致的头目肿痛、咽痛、皮疹
常用量及毒性	常用量每次 5 ~ 10 克，大量会有肝损害
煎煮要点	富含挥发油，宜后下煮 3 分钟
不适宜人群	新病初愈、表虚多汗、肺卫气虚的人士
保存要点	存放阴凉干燥处，保存期不宜超过 2 年

🍃 薄荷常用食疗保健偏方

（1）薄荷 3 克，白菊花 5 克，绿茶 3 克，切片柠檬 3 片，对表现为咽痛、目赤肿痛、口干身热的初期风热感冒有较好的辅助治疗功效。外用熏眼、熏鼻，对治疗流行性结膜炎、预防流行性感冒也有一定的治疗功效。

（2）薄荷 3 克，紫苏叶 10 克，葱白 5 根，生姜 3 片，对表现为头痛、鼻塞、头身困重、咳痰不爽、纳呆的风寒外感有较好的辅助治疗功效。

（3）薄荷 5 克，芫茜 20 克，粳米 50 克，红萝卜 1 根，煮粥吃，每天 1 次，对小儿麻疹、手足口病及疱疹性咽峡炎有一定的辅助治疗功效。

（4）益母草 20 克，薄荷 10 克，鸡蛋 1 个，大枣 5 枚，对女性痛经有一定的辅助治疗功效，可于经前 1 周饮用，每天 1 次。

（黄汉超）

紫苏叶 解鱼腥毒除湿困

产地与故事传说

紫苏叶是唇形科紫苏属植物紫苏的叶及嫩枝叶，其叶背色紫，叶面色绿，有特殊的香气，是人们熟悉的药食同源中药材之一，以我国广东、湖北、河北地区所产者质量较优。传说紫苏叶是古代名医华佗无意之中发现的：一次他在采药时，见到一只小水獭吞吃了一条鱼，肚子撑得像鼓一样，相当难受。后来它爬到岸上，吃了些紫色的草叶不久便活动如常了。不久后华佗偶遇一青年因为进食过多螃蟹导致腹痛难受，回想起水獭吃鱼难消化的例子，便马上到河边采集这些紫色的叶子并和生姜一并熬水让青年服下，不久青年的腹痛症状便消失，连忙拱手称谢。华佗想起这种紫苏叶有下气助消化的功效，食后可使人感觉气机舒畅，遂命名为"紫舒"，舒与苏音接近，后世误传为"紫苏"。

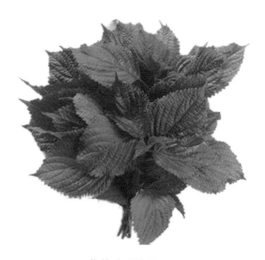

紫苏叶原植物图示

选购要点

新鲜品以叶大、色紫、香气浓、无枝梗及碎叶者为佳品；干品以叶片大而完整、香气浓、枝梗少者为佳品。

122

❀ 紫苏叶饮片示例

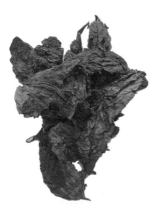 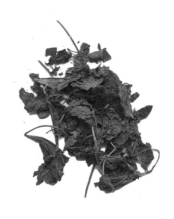

质量较佳的紫苏叶色紫叶大，
无碎叶及枝梗，香气浓郁。

质量欠佳的紫苏叶破碎较多，枝
梗多，部分叶片发黄陈旧。

紫苏叶临床使用注意事项	
性味归经	味辛性温，归肺脾胃经
功效	宽中散寒、消痰下气、止泻止痢、温经止血、解鱼腥毒
主治病症	风寒气滞型感冒、妊娠呕逆，外用治疗乳腺疼痛及止血
常用量及毒性	大量使用时有毒，干品每次 5~15 克为宜，鲜品每次 20~30 克为宜
不适宜人群	阴虚内热、气虚、火热作呕者
保存要点	需存放于阴凉干燥处，保存期以 2 年为宜

❀ 紫苏叶常用食疗保健偏方

（1）紫苏叶 5 克，藿香 5 克，黑茶 10 克，生姜 3 片，泡茶饮，能消脂去滞，可作为宴会大餐以及食蟹伴侣。

（2）新鲜紫苏叶 20 克，葱白 3 根，生姜 5 片，煎水代茶饮，对于表现为头痛、鼻塞、流涕、咳嗽的初期风寒感冒有较好的辅助治疗功效。

（3）紫苏叶 10 克，黄芩 10 克，黄连 3 克，生姜三片，煎水饮用，隔天 1 次，对于妊娠呕吐、幽门螺旋杆菌感染有较好的辅助治疗效果。

（4）新鲜紫苏 50 克，煎水后研细外敷，对于治疗睾丸鞘膜腔积液、扁平疣、疥癣都有一定的辅助治疗功效。

（李庆勇，黄汉超）

蝉蜕 透疹退热开喉痹

● 产地与故事传说

蝉蜕是蝉科昆虫黑蚱羽化后的蜕壳，主产于我国山东、河南、河北、湖北、江苏、四川等地，以山东产量较大，为道地药材。传说古时候蝉和蝶是邻居，都只能在地上爬行，听说昆仑山元始天尊在教人修行，修成正果者能一飞冲天，两人便前往听课。刚开始蝉进步很快，却因此变得自满，上课时常应声"知了知了"便独自睡觉。转眼间到了最后的蛹变阶段，两人都拼命吐丝，但蝉由于修行不力，身体庞大，吐的丝又薄又软，只能形成薄薄的蝉壳，相反蝶吐的丝又韧又白，很快就变成了坚实的蛹。时间一到，天尊念动咒语，刹那间蝶蛹裂开，蝶张开美艳的翅膀飞上了天空，蝉爬出了蜕壳，虽也拥有了一双翅膀，却十分轻薄，飞不远，只能停伏在树枝上，看着蝶远去的背影，蝉后悔了。每于夏天，蝉望着蝴蝶，回忆着往事，一声又一声地重复"是啊""是啊"，然后悄然离去，留下自己的蝉蜕。

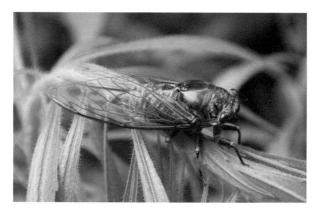

蝉蜕原动物图示（蝉）

✔ 选购要点

以色黄、体轻、完整、无泥沙及臭味者为佳品。

❀ 蝉蜕饮片示例

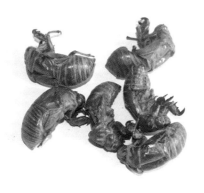
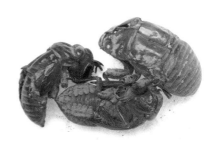

质量较佳的蝉蜕完整而大小均匀，表面棕黄色，半透明状且有光泽，无泥土等杂质。

质量欠佳的蝉蜕有泥土等杂质。

蝉蜕临床使用注意事项	
性味归经	味甘咸性凉，入肝肺二经
功效	疏散风热、透疹明目、利咽开音、宣肺定痉
主治病症	小儿发热、惊厥、麻疹等病毒疹、咽痒咳嗽或声音沙哑
常用量及毒性	内服每次 5 ~ 15 克为宜
不适宜人群	虚寒痘疹、过敏体质者以及孕妇慎用
保存要点	存放于阴凉干燥处，保存期以 2 年为宜，定期翻晒以除虫卵

🌿 蝉蜕常用食疗保健偏方

（1）蝉蜕 10 克，桑叶 10 克，冬瓜 250 克，粳米 50 克，煮粥吃，隔天 1 次，适用于小儿外感发热、麻疹透发不畅或小儿惊痫、目赤、夜啼等症状。

（2）蝉蜕 5 克，麦冬 12 克，胖大海 5 个，薄荷 6 克，焗泡代茶饮，每日 1 次，对于感冒后咽喉不适、声音沙哑、咽中有痰感有较好的辅助治疗功效。

（3）蝉蜕 5 克，赤芍 5 克，荆芥 5 克，菊花 10 克，煎水饮用，每日 1 次，对风热型流行性结膜炎、目赤肿痛者有较好的辅助治疗功效。

（4）蝉蜕研成细末后伴香油外敷于小儿脱肛部分，每日 1 次，1 月左右助愈。

（黄汉超，杜建平）

桑叶 清肺润燥止热汗

● 产地与故事传说

桑叶为桑科桑属植物桑树的叶，在我国大部分地区均有种植栽培，主产于安徽、浙江、江苏、四川、湖南等地。我国是世界上最早养蚕的国家之一，因此很早就对桑叶的功用有所了解，并已懂得将桑叶炒制成桑叶茶。中国的丝绸制品是自古以来的重要贸易商品，在出口丝绸制品的同时，桑叶茶也一并出口。传说在古波斯帝国，有一个妃子，由于身材姣好，头发乌黑亮丽，生子后容貌依然靓丽，深得国王喜爱。许多妃子都很嫉妒，纷纷打听这个妃子的美容秘诀，后来重金贿赂其身边女仆后才得晓秘密：这个妃子每晚睡前，都会冲一杯来自中国的桑叶茶。妃子们得知后便纷纷效仿，果然不少人喝了以后都苗条靓丽了不少，桑叶茶的保健功用也就逐渐流传开去。

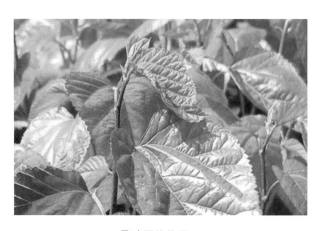

桑叶原植物图示

✓ 选购要点

一看时间，以入秋 11 月份后收者质量为好，尤其是经霜后采摘者最佳，称"霜桑叶"或"冬桑叶"；二看外形，叶片完整、大而厚、质脆、色黄绿、无杂质者为佳品。

❋ 桑叶饮片示例

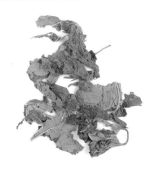

质量较佳的桑叶色嫩绿，质脆，叶柄完整而茎细。

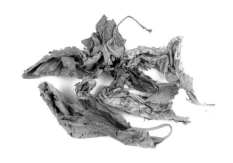

质量欠佳的桑叶色偏暗绿，部分色黄灰。

桑叶临床使用注意事项	
性味归经	味苦甘、性寒，归肝肺经
功效	疏风散热、清肝明目、清肺润燥、止汗和血、补髓添精助种子
主治病症	风热外感、肺热燥咳、辅助降脂及降血糖
炮制品简介	炒制适合胃寒人士，蜜炙用于肺燥咳嗽
常用量及毒性	常用量每次5~20克，大量会伤肺气，导致乏力、恶心反胃
不适宜人群	肝阴不足或自身气虚如无虚热内蕴者慎用
保存要点	存于通风干燥处，保存期不超过2年

❋ 桑叶常用食疗保健偏方

（1）桑叶3克，桑椹子5克，枸杞子5克，冰糖适量，泡茶饮用，每天1次，有生津解渴、预防时令感冒的功效，还能辅助降血糖、软化血管、降血脂，是适合在初春饮用的保健茶。

（2）新鲜嫩桑叶50克，白芝麻50克，蒜泥20克，熟油适量，凉拌食用，每周1~2次，适用于痰浊内阻型高脂血症病人以及老年便秘患者，可长期食用。

（3）桑叶10克，石斛10克，女贞子10克，山药50克，粳米50克，煮粥吃，每周2次，对小儿夜间盗汗、更年期多汗、糖尿病有较好的辅助治疗功效。

（黄汉超，罗静霞）

白菊花清肝明目疏风热

产地与故事传说

　　白菊花（也称菊花）是菊科植物菊的干燥头状花序，品种很多，我国各地均有栽培，以浙江、安徽、河南、山东栽培最多，其中以安徽亳州的"亳菊"、滁县的"滁菊"、浙江德清及安徽黄山的"贡菊"、河南沁阳（怀庆）及博爱的"怀菊"质量较优，为道地药材。道教认为，白菊花最得太阳精华，可以通神，久服可延年益寿，具有消灾解难等神奇功效。道家有很多关于白菊花养生秘方，例如东汉时费道士就对其徒弟恒景说："九月九号，汝南有大灾，你可令家人登山并用白菊花泡酒饮，可以消灾解难。"恒景听后，便命全家登山并饮菊花酒去了。回来时，果然鸡犬都已暴死。九月九日登山并饮菊花酒能消灾避难的说法便逐渐流传开去，成了一种习俗。

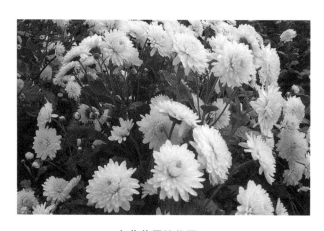

白菊花原植物图示

选购要点

　　一看，花萼大、花瓣黄白而不松散易脱落、无虫蛀者为佳品；二闻，气味清香而无刺鼻硫黄味者为佳品；三尝，少许白菊花泡茶，如茶色清亮、味道甘香方为佳品。

❄ 白菊花饮片示例

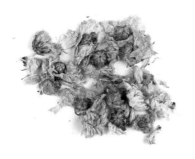

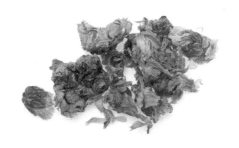

质量较佳的白菊花萼大，花瓣松而色黄白，品质较优。

质量欠佳的白菊花瓣脱落较多，色偏黄而暗。

白菊花的临床使用注意事项	
性味归经	味甘苦，性微寒，归肝肺经
功效	疏风清热、平肝明目、解毒消肿
主治病症	风热感冒、结膜炎，肝阳上亢型头痛、头晕，疔疮肿毒
常用量及毒性	常用量每次 10～20 克，大量食用会出现反胃、恶心，诱发头晕
煎煮要点	白菊花残留农药多，要先用开水泡洗两遍方可再焗泡或煎煮
不适宜人群	脾肾阳虚的头晕、头痛、腹泻人士不宜使用
保存要点	易被虫蛀，需存放阴凉干燥处，保存期不宜超过 2 年

🌼 白菊花常用食疗保健偏方

（1）白菊花 5 克，薄荷 3 克，桑叶 3 克，焗茶饮，对风热外感表现为头痛、咽痛、目痛、口干、身热较为合适，每天 1 次。患结膜炎时，可用此方加水 100 毫升煎至 50 毫升左右，进行雾化熏眼，每日 1～2 次，具有较好的辅助治疗功效。

（2）雪耳 1 个，白菊花 10 克，玉竹 10 克，马蹄粉及冰糖适量，每周 2 次，最适合在立秋后食用，具有很好的润肠通便、抗秋燥功效。

（3）枸杞子 10 克，白菊花 10 克，桑寄生 10 克，泡茶饮，每天 1 次，可辅助降压，对于表现为头胀痛、眼干涩、腰膝酸软无力的阴虚阳亢型高血压者较为适合。

（陈少茹，黄汉超）

化湿类 中 药

Traditional
Chinese medicine

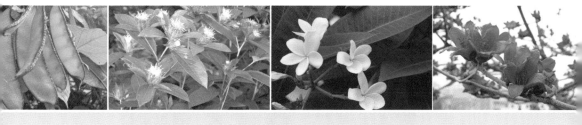

扁豆 和脾解暑止泄泻

● 产地与故事传说

扁豆又名白扁豆、茶豆，是豆科扁豆属植物扁豆的白色成熟种子，主产于我国安徽、湖南、陕西、河南、浙江、山西等地。传说当年清军入关，正式入驻北京紫禁城，由于女真人久居山林，一去到天气闷热的北京城就颇为不适，每逢夏季，感暑者必多，严重影响了军队的战斗力。多尔衮命大学士希福等人四处搜寻避暑良方，有一天希福来到一凉亭外，见两老者下棋，旁边放着一壶茶水，希福看了一会儿觉得口干，便顺手倒了一碗茶喝，只觉入口甘润，喝后十分舒服，遂向两位老者请教。老者说这是用扁豆和荷叶杵碎后加水煮的，希福谢过老者后回朝廷汇报。多尔衮遂命人如法炮制，果然朝中大臣、士兵喝后都感觉良好，暑湿症状纷纷消除。多尔衮大喜，遂将之作为行军常备消暑茶。

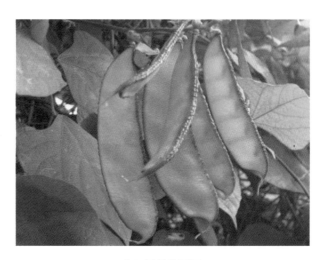

扁豆原植物图示

✔ 选购要点

以豆粒均匀饱满、色白、嚼之有豆腥气者为佳品。

❀ 扁豆饮片示例

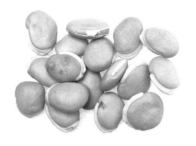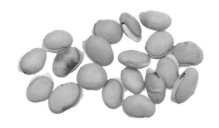

质量较佳的扁豆色白，大小均匀而饱满，眉长而清晰。

质量欠佳的扁豆大小不一，色黄暗不够润泽。

扁豆临床使用注意事项	
性味归经	味甘淡，性平，归脾胃经
功效	健脾和中、安胎、消暑化湿，被称为"脾之谷"
主治病症	脾虚吐泻、女性带下、小儿疳积、解酒毒和砒霜、治消渴
炮制品简介	麸炒、土炒后止泻力更强，适用于泄泻、带下病人
常用量及毒性	一般每次 10～20 克，多食会出现腹胀、纳呆等症状，甚至产生肝毒性
配伍宜忌	生吃有肝毒性，单用效果有限，常配伍党参、白茯苓等食用
不适宜人群	胃肠气滞者不宜
保存要点	存放于阴凉干燥处，避免潮湿，保存期以 2 年为宜

❀ 扁豆常用食疗保健偏方

（1）扁豆 30 克，薏苡仁 30 克，荷叶 1 块，木棉花 20 克，冬瓜 500 克，煮水代茶饮，为经典的夏日解暑汤水，对预防中暑很有帮助。

（2）扁豆、芡实、莲子、干山药各 500 克，去核大枣 100 克，糯米粉、面粉各 250 克，数种药材一起磨粉，兑入糯米粉及面粉，蒸糕吃，对女性带下清稀、慢性结肠炎、缺铁性贫血、小儿疳积者较为适合。

（3）鲫鱼 1 条约 500 克，党参 30 克，白术 15 克，扁豆 20 克，生姜 3 片，每周 2 次，很适合孕妇饮用，是怀孕时的保健汤水。

（4）扁豆杵碎，加少许蜂蜜调匀后外敷患处，有助于消痈疖，古书谓"痂落即消"。

（阮才芳，黄汉超）

苍术 辟秽祛湿治目盲

● 产地与故事传说

苍术为菊科植物南苍术或北苍术的根茎，主产于我国东北、内蒙古、江苏、湖北、河南等地，其中江苏茅山一带的质量最好，习称"茅苍术"，为道地药材。相传在南朝末年，名医陶弘景到江苏茅山一带修炼道术并采药炼丹，功成之日，丹香耀眼，惊动八方。山中邪魔得知，乘弘景大师上山采药之际前来盗抢。正在危急之时，弘景大师所养之白鹤飞扑而至，口含仙丹飞出庐舍，邪魔穷追不舍，并不断放出毒气、毒箭以攻击。白鹤寡不敌众，为免仙丹落入邪魔之手，临终前毅然吞下仙丹，说来也奇，白鹤瞬间变成了一只金鹤，通身发出耀眼光芒，邪魔一靠近即被金光射伤，遂四散逃跑。金鹤回到庐舍后看到弘景大师，安详地闭上了双眼，弘景大师再出来一看，已不见了金鹤的影子，而只见脚下多了数株开着白花的植物，气味芳香浓烈。他将花朵采摘并佩戴在身上，蛇虫不近。传说这就是金鹤化身而成的辟邪圣物，因此苍术又名"山精"。

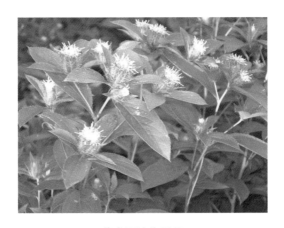

苍术原植物图示

✔ 选购要点

一看，个大、坚实、无毛须、内有朱砂点（切面有棕红色的油腺）、切开后断面起白霜为佳品；二闻，气味芳香无陈腐味为佳品。

❀ 苍术饮片示例

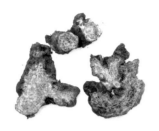 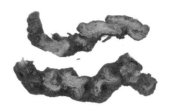

质量较佳的苍术切面的橙红色或棕色油点（俗称"朱砂点"）较多而清晰，并有白色结晶析出（俗称"起霜"），气味芳香。

质量欠佳的苍术切面朱砂点不够多，断面色偏黄，气味不够香烈。

苍术临床使用注意事项	
性味归经	味辛苦，性温，气味芳香，归脾胃经
功效	健脾燥湿、解郁辟秽、泄饮利水
主治病症	寒湿吐泻、痢疾、脾虚湿肿、风寒湿痹、夜盲症
炮制品简介	米泔水泡后燥性减轻，麸皮炒、土炒后健脾力更强
常用量及毒性	一般每次 10～20 克，大量食用会抑制呼吸
配伍宜忌	不宜同时吃桃、李、雀肉、小白菜、鱼肉等食物
不适宜人群	阴虚内热、咯血、鼻衄、气虚多汗者
保存要点	存放于阴凉干燥处，避免潮湿，保存期以 2 年为宜

❀ 苍术常用食疗保健偏方

（1）苍术 15 克，荷叶 1 块约 30 克，眉豆 50 克，粉葛 500 克，猪骨 500 克，煲汤饮，适合夏天暑湿闷热天气饮用，对泄泻、胃肠胀闷、头身困重等症状较合适。

（2）苍术 15 克，玄参 10 克，莲子 20 克，山药 20 克，猪横脷 1 条约 100 克，煲汤饮，每周 3 次，对体形肥胖、舌体胖大的糖尿病患者较为合适。

（3）苍术 10 克，黄连 3 克，黄酒 5 毫升，乳鸽 1 只，炖服，每周 2 次，对湿热型复发性口腔溃疡、口气臭秽、高脂血症者有较好的辅助治疗功效。

（4）苍术 15 克，熟地黄 30 克，枸杞子 10 克，黄酒 10 毫升，猪肝 1 个约 500 克，炖服，对夜盲症、干眼症有较好的辅助治疗功效。

（李庆勇）

赤小豆 减肥去疮利水湿

产地与故事传说

赤小豆为豆科豇豆属植物赤小豆和赤豆的干燥成熟种子，在我国华南、华北、华中大部分地区均有种植栽培，以其色及外形而得名。在每年的农历十二月初八（腊八节）时人们都会煮腊八粥，赤小豆就是其中少不了的材料之一。因为民间传统有"赤豆打鬼"之说，人们认为在凡间作祟的鬼水火不惧，独怕赤小豆，因为鬼被赤小豆撒中的话便会法力全无，再也不能害人，并且无处藏身。人吃过赤小豆后不会被鬼施的法术所伤，而且能驱赶身上的邪气，故在驱魔送神会上都会有撒豆这一仪式和吃用赤小豆煮的腊八粥，以祈求老少平安，这个传统一直保留到了今天。现代药理研究表明，进食赤小豆后糖尿病患者的血糖波动比起吃眉豆、扁豆、绿豆都要低，赤小豆是糖尿病患者的理想食材之一。

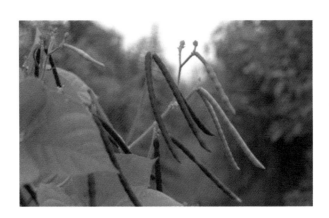

赤小豆原植物图示

选购要点

以豆身扁长、颗粒饱满、色赤红发暗、表面紫红色、质硬、不易破碎、尝之有豆腥味为上品。

❀ 赤小豆饮片示例

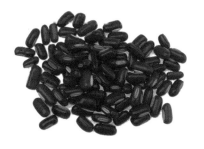
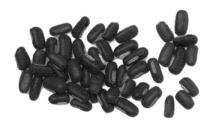

质量较佳的赤小豆色暗红而大小均匀，豆粒润泽度较好。

质量欠佳的赤小豆颜色偏暗，润泽度、饱满度不够。

赤小豆临床使用注意事项	
性味归经	味甘酸，性微寒，归心、小肠、脾经
功效	利水消肿、和血退黄、消痈排脓
主治病症	脚气水肿、肝硬化腹水、肥胖、小儿烂疮、黄疸、便血
常用量及毒性	一般每次 10～30 克，长期使用会伤人津液，出现口干等症状
不适宜人群	阴虚津伤者不宜食用，被毒蛇咬后 3 个月内不宜食用
保存要点	存放于阴凉干燥处，避免潮湿，保存期以 2 年为宜

赤小豆常用食疗保健偏方

（1）水鸭 1 只约 500 克，赤小豆 30 克，鲜土茯苓 300 克，薏苡仁 20 克，陈皮 5 克，生姜 3 片，煲汤饮用，每周 1～2 次，最适合用于湿热型毛囊炎、面部痤疮的患者。

（2）赤小豆 30 克，赤白茯苓 20 克，山药 50 克，鲤鱼 1 条，煲汤饮，每周 2 次，对脾虚型肝硬化腹水、肾炎水肿有较好的治疗功效。注意病好即止，不宜久服。

（3）赤小豆 20 克，鲜益母草 50 克，鸡肉 100 克，椰子 1 个，炖汤饮，对经前浮肿有较好的辅助治疗功效，而且具有一定的美容养颜功效。

（4）赤小豆 30 克，杵碎后兑入鸡蛋清调成糊状外敷局部，对于腮腺炎、外伤性血肿有较好的治疗功效。

（黄汉超，李朝）

鸡蛋花清肠利湿消暑热

● 产地与故事传说

　　鸡蛋花为夹竹桃科鸡蛋花属植物鸡蛋花的花朵，广泛分布于我国广东、广西两地，是岭南地区的特色中药材。传说清朝道光年间，钦差大臣林则徐奉命到广东禁烟，因为连日赶路加之天气潮湿，不慎患上时令感冒，发热乏力，一连几天都吃不下饭，随行的医官开药也效果不大，当地知府很着急。有个下人记起自己几天前感冒，路过市集买了一碗凉茶喝后症状大为减轻，遂告诉了上司，上司一听连忙命人到这个药铺买药。林大人服药后果然症状逐渐好转，知府大人一喜之下重赏了卖凉茶的老板。老板一听说原来是众人仰慕的钦差大臣林则徐，连夜熬煮了一大壶药送到官府。随行医官捞了一下壶底，看到原来治好林大人的居然只是区区的白菊花、木棉花、金银花、槐花和鸡蛋花这五种药材，禁不住啧啧称赞，五花茶"四两拨千斤"的大名也就传了开去。

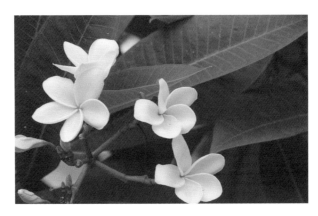

鸡蛋花原植物图示

✔ 选购要点

　　一看，花洁净、干燥、色黄褐；二闻，气味芳香而无硫黄味为佳品。

❀ 鸡蛋花饮片示例

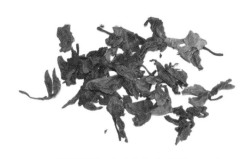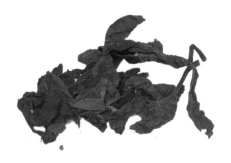

质量较佳的鸡蛋花色黄微褐而洁净，无杂质及虫蛀点，闻之气味芳香。

质量欠佳的鸡蛋花色深黄褐，部分表面有霉点。

鸡蛋花临床使用注意事项	
性味归经	味甘性平，归肺脾经
功效	润肺解毒、消暑导湿
主治病症	湿热泄泻、热咳、急性肝炎、小儿疳积、预防中暑
常用量及毒性	无毒，一般用量每次 10 克，过量食用时会有胃痛、恶心等症状
不适宜人群	暂无
保存要点	存放于阴凉干燥处，避免潮湿，保存期以 2 年为宜

❀ 鸡蛋花常用食疗保健偏方

（1）鸡蛋花、藿香、木棉花、山楂、茵陈各 10 克，土茯苓 50 克，煮水代茶饮，可消食化湿滞，适合作在长夏暑湿季节的保健凉茶饮用。

（2）鸡蛋花 10 克，木瓜 1 个约 500 克，薏苡仁 10 克，冰糖适量，适合作为夏天的消暑甜品，能润肠通便、美白润肤、减肥消脂。

（3）鸡蛋花 10 克，百合 10 克，罗汉果 1 个，对暑湿感冒后咳嗽有一定的辅助治疗功效，也可作为慢性阻塞性肺疾病患者的食疗保健方。

（黄汉超，罗静霞）

木棉花 热泻热痢服之安

● 产地与故事传说

木棉花是木棉科木棉属植物木棉树的花朵，广泛分布于亚热带地区，主产于我国广东、广西、云南等地区，是岭南地区的特色中药材之一。

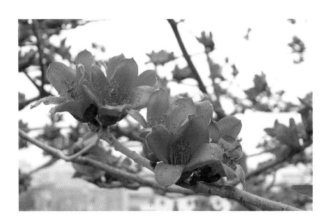

木棉花原植物图示

✔ 选购要点

一看，花洁净、干燥、色黄褐；二闻，气味芳香而无硫黄味者为佳品。

❋ 木棉花饮片示例

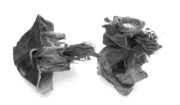 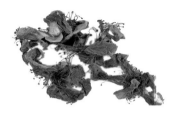

质量较佳的木棉花干时皱缩，朵大而完整，无虫蛀。

质量欠佳的木棉花花萼和花瓣尚完整，但花萼不够大。

木棉花临床使用注意事项	
性味归经	味甘性平，归脾、胃、大肠经
功效	清热利湿、解毒止血
主治病症	湿热痢疾、急性胃肠炎、急性肝炎、疮疡肿毒
常用量及毒性	一般每次 10～15 克，过量食用会出现恶心、腹泻等症状
不适宜人群	暂无
保存要点	存放于阴凉干燥处，避免潮湿，保存期以 2 年为宜
生晒要点	捡木棉花尽量挑选新鲜掉落的花朵，时间过长尤其是褐变明显的不宜使用。另外，木棉花的主要药效部位在花萼以及花瓣，此处黄酮类化合物显著高于花蕊，因此必须要彻底洗净并掰开彻底晒干方可有效保存，否则容易霉变

🐦 木棉花常用食疗保健偏方

（1）木棉花 10 克，茵陈 20 克，蜜枣 2 个，鲫鱼 1 条，煮汤饮用，对湿热泄泻以及急性肝炎有较好的辅助治疗功效。

（2）木棉花 10 克，马齿苋 20 克，凤尾草 15 克，猪横脷 1 条，煲汤饮用，每周 1～2 次，可作为急性痢疾病人的饮食调理方。

（3）木棉花 10 克，新鲜土茯苓 50 克，五指毛桃 50 克，猪骨 500 克，煲汤饮用，对夏日湿困腹泻以及预防尿道炎发作有较好的辅助治疗功效。

（黄汉超，罗静霞）

土茯苓 物美价廉痛风药

● 产地与故事传说

土茯苓是百合科菝葜属植物光叶菝葜的根茎，广泛分布于我国长江领域以南如广东、湖南、湖北、浙江、四川、安徽及海南、云南、甘肃（南部）、台湾等地。传说古时候有一个书生赴京考试，得知落榜后心情低落，遂四处寻花问柳，借酒消愁，不幸染上梅毒并且自身痛风病复发，走路一瘸一拐，想起远在家乡守候的妻子和年迈的母亲，懊悔不已。一天夜里，书生做梦被已故的父亲训斥，父亲越骂越气，顺手拿起路边的一根粗壮的藤根追打，边追边说："我让这过冈龙打死你。"书生一下惊醒，走到屋外发现路边有一株植物根外露，颇像父亲鞭打自己用的那个藤根，遂挖了出来，书生觉得这藤根可能是父亲送给自己了断的东西，遂煮了藤根服用，谁知服食后下身症状轻松了很多，关节肿痛也明显消减，便继续用这种植物调治。后经考证，这株"过冈龙"正是土茯苓。

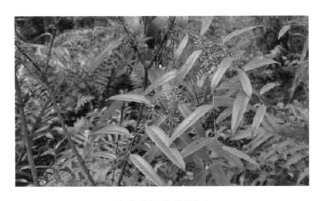

土茯苓原植物图示

✓ 选购要点

土茯苓以淡棕色、根茎粗大、无虫口、粉性足、纤维少者为佳品。

土茯苓饮片示例

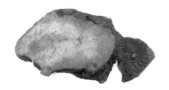 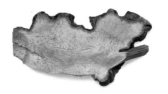

质量较佳的土茯苓切面呈淡棕色，粉性足而略有韧性，水湿后有黏滑感。

质量欠佳的土茯苓切面色黄褐，粉性较少。

土茯苓临床使用注意事项	
性味归经	味甘淡性平，归肝肾脾胃经
功效	清热除湿、泄浊解毒、通利关节
主治病症	痛风性关节炎、偏头痛、急性上呼吸道感染、梅毒、滴虫性阴道炎、尖锐湿疣、棉酚及躬等重金属中毒
常用量及毒性	无毒，一般每次 30 ~ 60 克，过量食用会出现反胃、头晕等症状
配伍宜忌	不宜同时饮茶，否则容易腹泻
不适宜人群	肝肾不足或脾胃虚寒者慎用
保存要点	新鲜品可于阴冷处保存 3 天，饮片存阴凉干燥处，保存期以 2 年为宜

土茯苓常用食疗保健偏方

（1）新鲜土茯苓 200 克，薏苡仁 20 克，眉豆 50 克，猪骨 500 克，煲汤饮，最适合作为长夏湿热时节的保健汤水，对急慢性肝炎病人也是较好的辅助治疗汤水。

（2）新鲜土茯苓 30 克，大黄 5 克，煎水代茶饮，每 7 天为一个疗程，对痛风性关节炎有效，症状消失后可单用新鲜土茯苓泡水，继续饮 1 ~ 2 个月以巩固疗效。

（3）新鲜土茯苓 200 克，新鲜车前草 50 克，穿心莲 30 克，粳米 50 克，煮粥吃，对湿热型急性菌痢、急性泌尿系感染以及急性咽喉炎、急性支气管炎有效。

（4）土茯苓 100 克，野菊花、忍冬藤、虎杖、透骨草各 50 克，外洗对丹毒、皮肤蜂窝织炎有一定的辅助治疗功效。

（黄汉超，陈少茹）

薏苡仁 利湿排脓治热痹

产地与故事传说

薏苡仁又称薏米、薏仁，是禾本科植物薏仁属植物薏仁的干燥成熟种仁，我国大部分地区均有种植，主产于福建、江苏、辽宁等地。相传东汉时期号称"伏波将军"的马援，奉命率兵远征广西，平息南疆之乱。由于南方一带流行瘴气，很多士兵都出现下肢浮肿、手足麻木等不适症状，严重影响战斗力。马援无奈之下只好安营扎寨并贴告示悬赏治病。

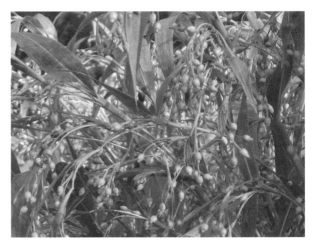

薏苡仁原植物图示

到了第七天，门外有一个乞丐捧着一个讨饭罐走过来揭榜，士兵一看，本想把他赶走，正好被马援看到，遂请进屋内。只见乞丐从讨饭罐里拿出一把像珍珠一样的东西说："这叫'薏珠子'，生于水田边，到处都有，专治脚气病。"马援听后半信半疑，遂让士兵采集一些来试一试。没想到患病的士兵服了薏苡仁汤后都痊愈了，马援十分高兴，重赏了乞丐。现代药理研究表明，薏苡仁营养价值很高，有"禾本科植物之王"之称，在欧洲更被誉为"生命健康之友"。

选购要点

一看，粒大而均匀、色黄白、无杂质者；二搓，质坚实而粉性足者为佳品；三闻，用密封袋装少量薏苡仁后封口，1 小时后打开密封袋，闻闻有没有刺激性硫黄、甲醛味道，或拿一小把薏苡仁放在掌心用力搓至发热，再放近鼻子闻闻，如经硫黄或甲醛炮制，会有刺鼻的气味，如无，则为好的薏苡仁。

❀ 薏苡仁饮片示例

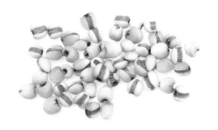 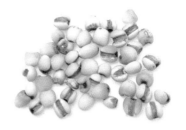

质量较佳的薏苡仁粒大均匀，色洁白，光滑而粉性足，无杂质及破碎品。

质量欠佳的薏苡仁大小不均，部分破碎，并有杂质。

薏苡仁临床使用注意事项	
性味归经	味甘淡，性微寒，归脾胃肺经
功效	健脾利湿、舒筋除痹、清热排脓
主治病症	减肥去脂、镇痛消炎、利尿消肿、辅助抗肿瘤
炮制品简介	生炒、麸炒后温脾、健脾的功效明显，适用于脾虚泄泻患者
常用量及毒性	一般每次 10～30 克，大量食用会抑制呼吸
不适宜人群	肾阴不足、脾虚下陷无湿困、大便燥结者，孕妇不宜使用
保存要点	存放于阴凉干燥处，避免潮湿，保存期以 2 年为宜

🌿 薏苡仁常用食疗保健偏方

（1）生薏苡仁 50 克，荷叶 20 克，绿豆 30 克，冬瓜 500 克，老鸭 200 克，生姜片少许，是盛夏消暑的经典汤水，并对鼻舌生疮有一定的辅助治疗功效。

（2）薏苡仁 20 克，柠檬 1 个，薄荷叶 3 克，冰糖适量泡茶饮，酸甜可口，不仅适合作为夏天的清凉饮料，而且还可以作为减肥人士的日常饮品。

（3）炒薏苡仁 50 克，鲫鱼 1 条约 500 克，山药 20 克，瘦肉 100 克，生姜 5 片，煲汤饮，每周 2 次，健脾扶中而不留邪，尤其适合放化疗患者术后调补。

（4）炒薏苡仁 30 克，去芯莲子 50 克，白茯苓 50 克，白鸽 1 只，粳米 50 克，煮粥吃，对青春痘、口干失眠而容易乏力者较为合适。这里薏苡仁最好炒后再用。

（黄汉超）

茵陈 利肝退黄治痒疹

● 产地与故事传说

茵陈（又称绵茵陈）为菊科蒿属植物茵陈蒿、猪毛蒿的幼嫩茎叶，多生长于山坡、河岸、沙砾地上，我国大部分地区均有种植栽培，主产于陕西、山西、安徽、江苏、福建等地，其中以陕西一带出品者质量最佳，为道地药材。传说华佗有日采药归来，遇到一位挖野菜的中年农夫，身目发黄，腹大如盆，步履蹒跚。华佗料其数月内必死，故劝慰几句后各奔东西。半年后，华佗又巧遇这位农夫，只见其腹肿尽消且黄疸尽褪，诧异不已，连忙请教，农夫说："我们没钱治病，吃了几个月的野生蒿草后，病就好了！"华佗经过不懈的追寻，终于发现了治好农夫的那种蒿草，但起初还不知道应用时机的奥妙，当发现有的病人服后效果欠佳，便再三细问农夫，

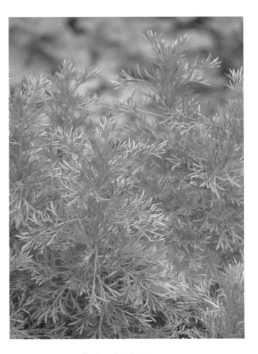

茵陈原植物图示

才知道这种蒿草最佳采摘时间在三四月间，治疗效果最佳，他还编了一句顺口溜给后人——"三月茵陈四月蒿，五月六月当柴烧"，茵陈的功效遂逐渐为众人所熟知。

✓ 选购要点

以质嫩、绵软、色灰绿、香气浓者为佳品。

✿ 茵陈饮片示例

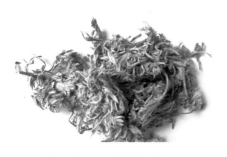 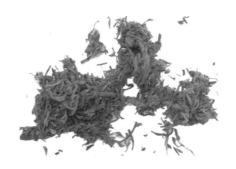

质量较佳的茵陈质嫩，色灰绿，绵软如绒，气味清香。

质量欠佳的茵陈叶色偏灰黄，不够质嫩，略有陈腐味。

茵陈临床使用注意事项	
性味归经	味苦微辛，性凉，入肝、脾、膀胱经
功效	清肝化湿、通利关节
主治病症	湿热黄疸、急性肝炎、风痒疥疮、湿热型关节痹痛
常用量及毒性	一般每次 10～30 克，大量使用有心悸、胸闷、头晕等不适症状
不适宜人群	脾虚发为萎黄（色黄而暗）或蓄血发黄
保存要点	存放于阴凉干燥处，避免潮湿，保存期以 2 年为宜

✿ 茵陈常用食疗保健偏方

（1）茵陈 30 克，薏苡仁 30 克，干荷叶 1 块，粳米 50 克，煮粥吃，每周 1～2 次，对于湿热型高脂血症、肥胖症有较好的辅助治疗功效。

（2）茵陈 30 克，白茅根 20 克，新鲜土茯苓 100 克，鲫鱼 1 条约 300 克，煲汤饮用，每周 2 次，对湿热郁阻型急性肝炎、药物性肝损害有较好的辅助治疗功效。

（3）将茵陈 1 000 克浓煎成 1 000 毫升液体冲洗风疹及疥疮处，有一定的辅助治疗功效。

（黄汉超，黄楚燕）

化痰止咳类 中药

Traditional
Chinese medicine

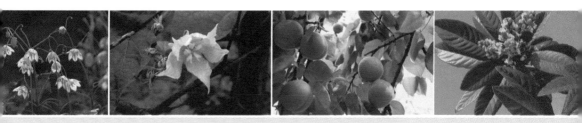

川贝母 宁肺化痰疗久嗽

● 产地与故事传说

川贝母（也称川贝）是百合科贝母属植物川贝母、暗紫贝母、甘肃贝母、棱砂贝母的鳞茎，分布于我国四川、云南、西藏等地，是大众熟知的治咳中药材。传说唐朝宰相魏征母亲久患咳喘病，四处求医多年无果。唐太宗李世民得知后即派御医前往诊病，并特意拿出宫廷御用川贝配药，老太太却嫌药汁苦而不肯吃药。第二天老夫人想吃梨，但由于没牙，魏征便把梨片加糖煎水。老夫人喝后连赞好喝。魏征灵机一动，便将剩下的冰糖梨汁汤和御医方一起加水同煎，由于睡过时，

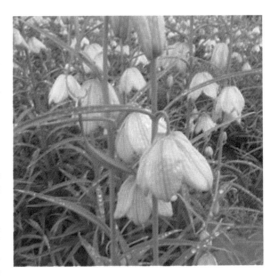

川贝母原植物图示

汤药一直被熬到三更。等他揭开药罐盖，药汁已因长时间熬煮而成了膏状，魏征先尝了一点，只觉这糖膏又香又甜，入口即化，又有清凉香味，老夫人很喜欢吃。魏征大喜，遂如法炮制，半个月后老夫人咳嗽大减，胃口大开。这道方便逐渐流传下来，后辈医家在此基础上继续加减用料，其后便衍化成了名扬四海的川贝雪梨膏。

✔ 选购要点

选购时以粒小均匀，色洁白、粉性足者为佳品。

❀ 川贝母饮片示例

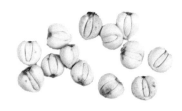

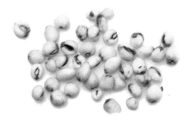

质量较佳的川贝母大小均匀,类白色,两个半月形的大瓣中有一粒稍尖的小瓣,大小悬殊,呈典型的"怀中抱月"。

质量欠佳的川贝母大小不太均匀,大瓣非呈半月形,小瓣呈长点状并有黑边,非呈典型的"怀中抱月"。

川贝母临床使用注意事项	
性味归经	味甘苦,性微寒,归心肺二经
功效	止咳化痰、润肺散结,有"清金而不败胃气"的特点
主治病症	阴虚久咳、痰热咳嗽、肺脓肿、淋巴结结核、乳腺脓肿
配伍宜忌	与川乌、附子相配伍,属"十八反"之列,应尽量避免
常用量及服法	内服每次 3~10 克,研粉冲服一次 1~2 克,无毒和副作用
不适宜人群	对痰白清稀而有泡沫以及咽痒作咳等痰湿、风咳效果欠佳
保存要点	避免高温直晒,宜存于通风阴凉处,保存期 2 年为宜

🌿 川贝母常用食疗保健偏方

(1)川贝母 5 克,天冬 10 克,瓜蒌仁 10 克,白萝卜 50 克,冰糖适量,炖服,对表现为咳嗽咽干、痰液黏稠、大便干结的急慢性支气管炎患者较为合适,也是秋燥期间的滋补炖品之一,但对于痰湿咳嗽或脾胃虚弱者不适合。

(2)川贝母 3 克(磨粉),金银花 12 克,黄酒 5 毫升,将金银花冲入沸水 200 毫升焗泡 20 分钟,后兑入川贝粉及黄酒,每日 1 次,对于乳痈(乳腺化脓)、背痛有一定的辅助治疗功效。

(3)将川贝母、三七、白芨各 10 克磨粉,放在玻璃瓶中保存,咯血时每次服用 3 克,开水送下,每天 3 次,对支气管扩张、肺结核咯血有较好的辅助治疗功效,有上述疾病的患者可将之作为备用药物保存。

(黄汉超)

浙贝母 清痰下气消痈结

产地与故事传说

为百合科贝母属植物浙贝母的鳞茎，是著名的"浙八味"药材之一，又称象贝、土贝母。浙贝母主产于浙江、江苏、安徽一带，其中以浙江出产者品质最佳。浙贝母切开时犹如一片片元宝，传说古时有一个道士就利用浙贝母的这个特点招摇撞骗，每次治病时就让人至少拿一个元宝过来，然后躲在一个密室里假装作法，最后拿出切好片的浙贝母和其他药配好给人，并说自己已用祖传功法将元宝化于药中，

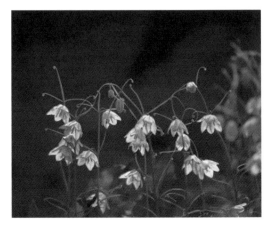

浙贝母原植物图示

美其名曰"金在其中，财到病除"，这个道士也因此敛聚了不少钱财并小有名气。某年冬天。县太爷胃痛病犯，便派人拿了许多元宝给道士，道士这下心里可乐开了花，亲自调好药并送给县太爷，果然药到病除。县太爷心中十分高兴，便和下人一同前往拜谢道士。谈到兴起之时道士想再炫耀一番，又拿出一个元宝故弄玄虚，不料却从衣服中跌出了已切片和未切片的浙贝母。随行下人一下认出，道士马上懵了，县太爷知道内必有疑，便把道士带回衙门审问。道士无奈只得从实招供并呈上祖传的方书，这才使得县太爷从轻发落，浙贝母的功用和各种祖方也就逐渐为人所熟知。

选购要点

选购时以鳞叶肥厚而粉性足，断面色白者为佳；表面色灰白、断面呈棕红色或黄褐色稍次。

❋ 浙贝母饮片示例

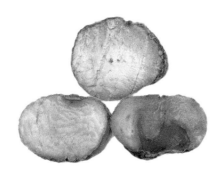 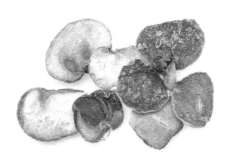

质量较佳的浙贝母为圆切片，鳞片肥厚而粉性足，质硬而脆。

质量欠佳的浙贝母鳞片不够肥厚，表面呈黄褐色。

浙贝母临床使用注意事项	
性味归经	味苦性寒，归心肺二经
功效	清肺解毒、清化热痰、降气止咳、消痈散结
主治病症	痰热咳嗽、肺脓肿、肺癌、淋巴结核、消化性溃疡
配伍宜忌	与川乌、附子相配伍，属"十八反"之列，应尽量避免
常用量及服法	内服每次为 3 ~ 10 克，研粉外用每次 1 ~ 2 克
不适宜人群	痰白清稀而有泡沫以及脾胃虚寒者慎服
保存要点	避免高温直晒，宜存于通风阴凉处，保存期以 2 年为宜

🌿 浙贝母常用食疗保健偏方

（1）取浙贝母 3 克研为细末，鸡蛋 1 个，洗净外壳后在其尖端剪一小孔，把浙贝粉由小孔内放入，摇匀后以纸封闭小孔，隔水蒸熟食用，每日 1 ~ 2 次，连用 5 ~ 7 天，对小儿百日咳、慢支咳嗽有较好的辅助调理功效。

（2）浙贝母 10 克，淡菜 50 克，夏枯草 20 克，瘦肉 250 克，煲汤饮，隔天 1 次，每周 3 次，对淋巴结炎、淋巴结核有较好的辅助治疗功效。

（3）浙贝母 10 克，乌贼骨 40 克，共研为末，每次用 3 克，每日 2 次，为名方"乌贝散"组成，对慢性胃炎、口腔溃疡疗效较好，可外敷口腔溃疡处。

（阮才芳，黄汉超）

罗汉果 润肺化痰利咽果

● 产地与故事传说

　　罗汉果是葫芦科植物罗汉果的果实，分布于我国广东、广西、湖南等地区，主产于广西梧州、桂林一带。传说秦朝末年，天下大乱，赵佗趁机攻占了桂林和象郡，建立了南越国并当了国王，各地纷纷进贡。有一年，桂林地区进贡一堆绿色的野果，赵佗一看，这区区的野果也当贡品，不禁怒问使者这是何物，使者一看，战战兢兢地回答："这是桂林特产的甜果，能治咳嗽病。"赵佗正好咳嗽未愈，便拿起果子吃，只觉果子甘甜可口，吃后咽中舒爽。连吃数天后，咳嗽病慢慢好了，病愈后连忙召见使者细问名字由来，使者惊魂未定，一下子反应不过来。旁边的一个随从忽然想起摘果附近有座寺庙，经常用这种野果供奉佛祖，灵机一动，便对赵佗说："此果名罗汉果。"赵佗信佛，一听便神情大悦，并钦点罗汉果为每年必备贡品，罗汉果的大名便逐渐为世人熟知。赵佗活了一百多岁，据说和他常吃罗汉果有关。

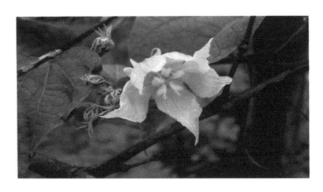

罗汉果原植物图示

✔ 选购要点

　　挑选罗汉果以形圆、个大、坚实、摇之不响、色黄褐者为佳品。

❀ 罗汉果饮片示例

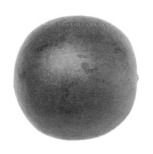 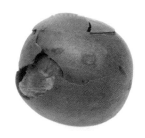

质量较佳的罗汉果色黄褐
而有光泽，表面完整。

质量欠佳的罗汉果有破损，
欠润泽。

罗汉果临床使用注意事项	
性味归经	味甘性平，归肺脾二经
功效	清肺润肠、镇咳祛痰、生津解渴、护肝降酶、辅助降糖，有"天然甜味剂"之称
主治病症	痰热咳嗽、肺热便秘
常用量及服法	内服每次为 10 ~ 20 克
不适宜人群	痰白清稀而有泡沫以及大便稀烂、带下清稀者慎服
保存要点	密闭存于通风阴凉处，避高温，保存期以 2 年为宜

❀ 罗汉果常用食疗保健偏方

（1）罗汉果 1 个，柿饼 1 个，瘦肉 250 克，隔水蒸炖 1 小时后即可食用，对肺阴两虚型慢性咳嗽、百日咳等有较好的辅助治疗功效。

（2）罗汉果 1 个，新鲜山楂果 50 克，冰片糖适量，煎水后放凉至室温后代茶饮，适合在秋老虎天气作为保健饮品饮用。

（3）罗汉果 1 个，天冬 5 克，木蝴蝶 10 克，胖大海 5 克，焗茶饮，对风热外感导致的声音沙哑、咽喉肿痛、咳嗽都有较好的治疗功效。

（金小洣，黄汉超）

枇杷叶 止咳和胃平呕逆

产地与故事传说

枇杷叶是蔷薇科植物枇杷的叶，主产于我国广东、江苏、浙江、福建等地。传说清代大医学家叶天士医术高明，很多人传颂他什么病都能治，有一个懒汉听了很不服气，一天特地在一座桥上挡住叶天士说："传说你什么病都治得了，可我这病你要治不了，今天就休想从这里过去。"叶天士问懒汉："你得了什么病啊？"懒汉说："我得的是穷病。"叶天士一听，深思后灵机一动，便对懒汉说："我有一件宝贝送给你，只是你要放进土里细心呵护，经冬

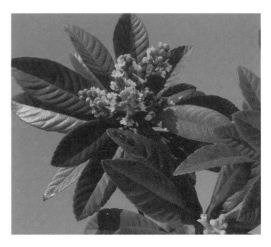

枇杷叶原植物图示（枇杷）

摘叶，把叶片上的毛刷干净后存好，三年后包管你能脱贫。"懒汉半信半疑道："为什么要到三年后？"叶天士笑而不答。到了第三年，杭州城里患咳嗽、呕逆时令病的病人很多，叶天士开方后均告诉病人到懒汉家里去买刷干净毛又久存的枇杷叶。一个铜板一片叶子，懒汉一天少说也有一百多铜板进账，这想到叶天士所教的果然不假，赶紧上门拜谢。叶天士高尚的医术以及利用枇杷叶令懒汉脱贫的故事广为流传，成为民间津津乐道的故事之一。

选购要点

以叶大而完整、色灰绿、无破碎者为佳品。

❉ 枇杷叶饮片示例

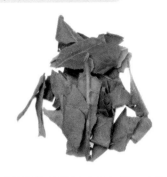

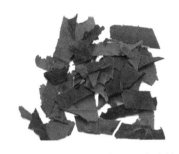

质量较佳的枇杷叶色灰绿，叶片破碎少，较为完整。

质量欠佳的枇杷叶色黄褐，破碎较多，放置时互相叠压，保存环境不够干爽。

枇杷叶临床使用注意事项	
性味归经	味苦性凉，归肺胃经
功效	清肺和胃，降气化痰，暑咳、燥咳、热咳均适宜使用
主治病症	痰热咳嗽、肺热呃逆、阴虚内热久咳、咯血
炮制品简介	生品清肺下胃火，蜜炙用于肺燥咳嗽，姜汁炙用于久病呃逆
常用量及服法	内服每次 10～20 克，无毒和副作用
不适宜人群	性偏寒，对于胃寒呕吐、肺寒咳逆证者不适宜食用
保存要点	忌潮湿及叠压，宜存于通风阴凉处，保存期以 2 年为宜

❉ 枇杷叶常用食疗保健偏方

（1）枇杷叶 20 克，罗汉果 1 个，淡竹叶 10 克，甘草 5 克，煎水焗泡，代茶饮用，对于风热咳嗽所致的咽喉不利、声音沙哑有较好的辅助治疗功效，也可作为夏秋之交的时令保健凉茶。

（2）枇杷叶 10 克，桑叶 10 克，杏仁 10 克，白茅根 20 克，粳米 50 克，煮粥吃，对风热感冒表现为咳逆频频、口燥咽干、痰少黏稠有较好的辅助治疗功效。

（3）炙枇杷叶 20 克，橘红 6 克，甘草 10 克，研磨成粉，用热姜水 100 毫升兑服，每服 3 克，每周 2 次，对于老人阴虚型呃逆反胃有一定的辅助治疗功效。

（4）鲜枇杷叶 100 克，去毛洗净切碎，加水 1 000 毫升，用文火煎熬到 400 毫升，每天 1 次，内服有助回乳，外洗有助治疗疮溃。

（陈少茹，黄汉超）

杏仁降气润肠平喘咳

产地与故事传说

杏仁为蔷薇科植物杏或山杏树的干燥种子，广泛分布于我国东北、华北、西北等地区，又称苦杏仁、北杏仁。传说三国时期的董奉精通医术和道术，与华佗、张仲景齐名，并称"建安三神医"。据说董奉看病有一条奇特的规矩：一律不收费，但重病者病痊愈后，要种杏树五株，病轻者种一株。由于他医术高明，远近患者纷纷前来求治，数年之间凤凰山一带就有了万余株杏树，成为一片杏林。杏子成熟时，又立一规矩：前来买杏的人，不必通报，只要留下一斗稻谷，就可自行摘一斗杏。他通过交换来的谷，用以救济贫民。董奉高尚的医德赢得了世人的敬仰，他去世后后人纷纷树碑纪念，同时"杏林"的故事一直流传了下来，"杏林春暖""誉满杏林""杏林高手"等成语便由此而来，常被用于称赞医德高尚、医术精湛的医生。

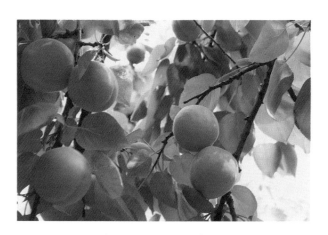

杏仁原植物图示（杏树）

选购要点

以颗粒均匀、饱满肥厚、味苦、不发油者为佳品。

❀ 杏仁饮片示例

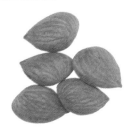

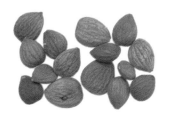

质量较佳的杏仁大小均匀，表面色棕黄，顶端略尖，呈不对称椭圆形，边缘肥厚，味苦。

质量欠佳的杏仁大小不均匀而且为部分混杂桃仁（基底部呈扁平而对称状）。

杏仁临床使用注意事项	
性味归经	味苦性微温，归肺、大肠经
功效	降气化痰、润肠通便，寒热咳嗽均可食用
主治病症	外感咳嗽、气喘胸满、喉痹、肠燥便秘
炮制品简介	生炒能温肺散寒；蜜炙后用于秋燥咳嗽；燀制用于平喘；霜制后无泄利大肠之弊
常用量及服法	每次 5～15 克，一次用 30 克以上可出现氰化物中毒，用杏仁时不宜同时吃玉米、狗肉
不适宜人群	阴虚咳嗽及大便溏烂者慎用
保存要点	忌高温，宜存于通风阴凉处以免变质，保存期 2 年为宜

🌾 杏仁常用食疗保健偏方

（1）南北杏仁各 10 克，海底椰 10 克，鳄鱼肉干 20 克，隔水炖服，每周 1～2 次，有助提高呼吸道的免疫力，对慢性支气管炎、肺虚久咳效果较好。

（2）杏仁 10 克，川贝 5 克，玉竹 10 克，雪梨 1 个，冰糖适量，隔水蒸炖 1 小时后即可饮用，每周 2 次，对于痰黄稠、咽干等肺燥咳嗽有较好的调理功效。

（3）杏仁 10 克，木瓜 250 克，牛奶 500 毫升，每周 1 次，根据个人口味兑入少许冰糖，对肠燥津枯者较为合适，也可作为秋天的保健糖水。

（4）杏仁 10 克，山药 50 克，薏苡仁 20 克，瘦肉 100 克，粳米 50 克煮粥吃，每周一次，对皮肤粗糙、粉刺、青春痘者有较好的辅助调理功效，可长期食用。

（罗静霞，黄汉超）

活血化瘀类 中药

Traditional
Chinese medicine

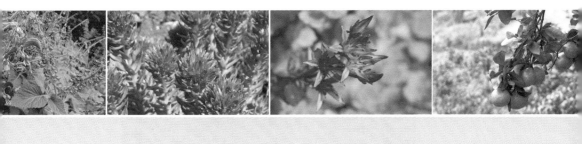

丹参 活血养血治心痛

● 产地与故事传说

丹参是唇形科鼠草属植物丹参的根，主产于我国四川、河南、安徽、山东、江苏、山西、河北等地。相传岳飞死后，狱卒隗顺冒死连夜背着岳飞尸体出城，埋于钱塘门外的北山山麓，坟前栽两棵橘树为标记，并于临终前才将此秘密告知妻儿。二十年后岳飞终于沉冤得雪，宋孝宗下诏征寻岳飞遗体，当隗顺儿子带人来到山麓下，发现岳飞坟前长满了一种开蓝色花的植物，花枝挺拔，花朵秀丽，挖起一看，其根呈深红色，犹如岳飞精忠报国之心，老百姓传言这是日月明昭的结果，便给这种药草取名"丹心"。后来在流传过程中，人们取其谐音就变成"丹参"了。

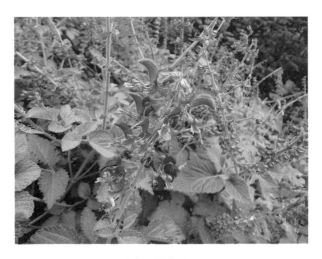

丹参原植物图示

✓ 选购要点

一看，皮色深红或呈砖红色，肉紫有纹，头大无芦，菊花心清晰者为佳；二摸，质坚实而脆者质量为佳。

❀ 丹参饮片示例

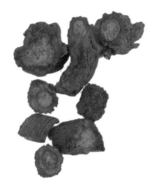 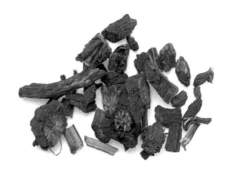

质量较佳的丹参外皮呈棕红色，断面皮部色紫红，质地较硬而致密，中心有灰黄色菊花状放射纹。

质量欠佳的丹参粗细不均，质地较为疏松。

丹参临床使用注意事项	
性味归经	味苦，性微寒，归心、心包、肝经
功效	活血祛瘀、养血安神、凉血消肿、清心除烦
主治病症	高热神昏、血瘀型腹痛、心脑血管病、肝肺纤维化、肾衰竭
配伍禁忌	不宜与藜芦同用，为"十八反"
常用量及毒性	每次 10～30 克为宜，过量会导致头晕、恶心等不适症状
煎煮要点	丹参畏咸水，煎时加少许盐可减少其副作用
不适宜人群	孕妇及无血瘀证型、月经过多、大便稀烂者不宜使用
保存要点	忌高温曝晒，需存于阴凉通风处，保存期以 3 年左右为宜

❀ 丹参常用食疗保健偏方

（1）丹参 15 克，姜黄 10 克，山楂 5 克，代茶饮用，每天 1 次，有降血脂、消斑块的功效，并可预防心绞痛发作。

（2）丹参 30 克，白芍 30 克，田鸡 5 只约 250 克，蜜枣 1 个，每周 3 次，对慢性肝炎、肝硬化、肝癌有较好的辅助治疗功效。

（3）黄芪、地龙、丹参按 1∶1∶3 比例打粉，每服 5 克，热乌龙茶兑服，每天 1 次，对慢性肾炎、肾病综合征、慢性肾功能不全有较好的辅助治疗功效。

（4）丹参、苦参、蛇床子各 30 克，煮至 2 000 毫升外洗，每天 1 次，对于慢性荨麻疹、疥疮有较好的辅助治疗功效。

（李庆勇，黄楚燕）

红景天 "高原人参" 抗缺氧

产地与故事传说

红景天为景天科植物大花红景天、库页红景天、圣地红景天、唐古特红景天等植物的根茎，生长于我国青藏高原、云贵高原、四川西部等地，是西域地区的传统道地药材和名贵藏药之一，又被称为"高原人参"。相传清朝康熙年间，清朝派兵西征，将士长途跋涉，难适应高山的缺氧环境，不少人便出现了心慌气短、恶心呕吐、纳呆等现象。康熙帝一筹莫展之际，当地藏胞献来一种用当地草药浸泡的药酒，称能恢复体力，康熙帝遂赐将士服用。果然饮用后各种高原反应神奇般地消失了，士气大振，一鼓作气打了大胜仗，康熙帝大喜，重赏了献酒的藏民，并把红景天钦定为御用贡品。

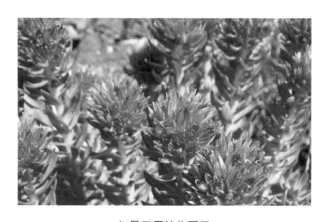

红景天原植物图示

选购要点

一看，切面根茎粗壮、断面呈橙红色或紫红色、质软；二闻，香味浓郁为佳品。

❊ 红景天饮片示例

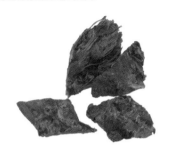 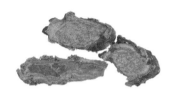

质量较佳的红景天切面质
松软，色紫红而较为润泽。

质量欠佳的红景天切面质
地不够松软，色橙红偏浅。

红景天临床使用注意事项	
性味归经	味甘涩，性微寒，归肺经
功效	清肺止血、消肿散瘀、抗缺氧、抗辐射，被誉为"高原人参"
主治病症	肺热证型肺炎、咯血、类风湿性关节炎、血瘀型冠心病
常用量及毒性	每次 6 ~ 12 克为宜，超 30 克将导致头晕、恶心反胃、咳嗽加重
不适宜人群	肺肾气虚或阳虚型心肺疾病患者
保存要点	存于阴凉通风处，忌潮湿，保存期以 2 年为宜

🌿 红景天常用保健食疗偏方

（1）红景天 50 克，仙灵脾 20 克，刺五加 30 克，上好黄酒 1 000 毫升。浸泡 1 月后饮用，每天 1 次，每次 10 毫升。对于疲劳综合征、神经衰弱患者较为适合。

（2）红景天 5 克，西洋参 5 克（切片），蜂蜜少许，泡茶饮用，需要时饮用，对于熬夜一族、脑力劳动者、高原反应者以及剧烈运动后体力恢复有帮助。

（3）五指毛桃 20 克，红景天 10 克，鸡肉 500 克，桂圆肉 10 克，生姜 5 片，炖汤饮用，有助于恢复体力，赶走春困，可作为春天的时令保健汤水。

（杜建平，任薇）

三七 疗伤止血消瘀积

产地与故事传说

三七是五加科人参属植物三七的根，分布于我国江西、湖北、广东、广西、四川以及云南，其中云南一带出产者质量最佳，为道地药材，称"滇三七"。传说古时有兄弟两人，有一天弟弟突然得了急症，七窍出血，哥哥急刨了一棵草药煎汤给弟弟服下，霍然痊愈。得知这是祖传的止血药后，弟弟便向哥哥要了一些小苗栽在自家园子里。第二年冬天，恰好邻村有家财主儿子也得了出血病，吃什么药也不管用，弟弟便得意地拿了一株给财主，但服后无效，弟弟被告到了官府，哥哥听闻后急跑来衙门，告诉县官，弟弟给财主的确是祖传的止血药，但生长时间未够三年，故无效。其后拿出了一株种了七年的草药给财主，果然药到病除，财主大喜，重赏了哥哥。后人为纪念这株神奇的草药，遂命名为三七。

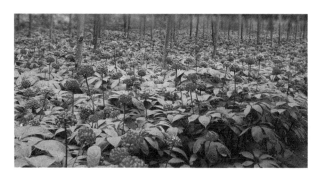

三七原植物图示

选购要点

一看采摘时间，夏秋采摘者称为"春三七"，品质较佳，冬季采挖为"冬三七"，质稍次；二看，个大坚实、体重皮细、断面棕黑色、无裂痕为佳品；三尝，三七片以味香浓为佳，三七粉以味苦回甜为佳。

❋ 三七饮片示例

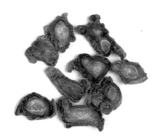 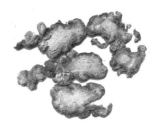

质量较佳的三七片大，断面呈灰绿色，部分可见有棕褐色环，质坚实，香气较为浓郁，嚼之味苦而有回甘。

质量欠佳的三七片质不够坚实，断面色黄白，无明显棕褐色环。

三七临床使用注意事项	
性味归经	味甘、微苦，性温，归心、肝、胃、大肠经
功效	活血化瘀、消肿定痛，有"止血神药、理血妙品"之称
主治病症	血瘀型冠心病、盆腔包块、产后血瘀腹痛
炮制品简介	"生攧熟补"：生三七及三七粉用于急性跌打损伤，而熟三七带补益功效，用于慢性失血、心脑血管病的治疗
常用量及毒性	三七片每次 3 ~ 10 克，三七粉每次 1 ~ 3 克，过量会有心脏毒性
不适宜人群	孕妇慎用，吐衄以及血热妄行者禁用
保存要点	存于干燥低温环境中，三七粉存于玻璃瓶中，保存期 2 年为宜

❋ 三七常用食疗保健偏方

（1）海参 1 条约 10 克，西洋参 10 克，三七片 5 克，与鸡肉同炖，隔天 1 次，对冠心病、高脂血症、慢性肝炎、慢性支气管炎、肺结核病人都较为合适，久服可延缓衰老。

（2）三七粉 3 克，莲藕汁 30 毫升，生鸡蛋 1 个，将三七粉与鸡蛋黄调匀，倒入藕汁中，隔水蒸 10 分钟即可食用，对急性消化道出血、便血、咯血等症状有效。

（3）三七粉 3 克，米汤送服，隔天 1 次，对产后出血、泌尿系统术后出血、肠道出血等症状有效。

（4）三七粉、珍珠层粉按 3∶1 的比例，用鸡蛋清调成糊状做面膜，每周 3 次，有助于美白皮肤，使皮肤变得细腻有光泽。

（黄汉超，骆杰炉）

理气行气类 中药

Traditional
Chinese medicine

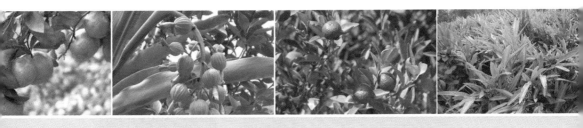

陈皮 涤痰醒酒健脾胃

● 产地与故事传说

　　陈皮为芸香科植物橘及其栽培变种的干燥成熟果皮，也称橘皮，久放后由于颜色变深红，也称橘红，盛产于我国广东、福建、重庆、浙江等地区，以广东四会、新会及化州地区的陈皮质量最佳。传说古时岭南地区天气闷热潮湿，湿热病多发，仙人吕洞宾为解救世人疾苦，特带了天上仙土来到凡间种下橘树数棵。这些橘树皮色红亮，香气十足，闻之令人精神大振，而且更神奇的是橘汁滴入痰中，痰液立化为水，是治疗痰饮咳嗽的神药。当朝皇帝知道后，马上派专人看守并采摘，不许普通百姓接触，吕洞宾得知后十分气恼，特意施法术将橘树吹折，橘子沿风散落到民间，很多穷苦人家便都能用上这仙赐的化痰药。他们得知真相后，为叩谢神恩，纷纷把橘核存起种植，精心料理，因此橘红便得以在岭南地区广为种植，成为有名的道地药材。

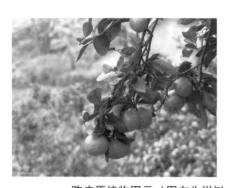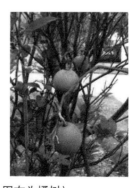

陈皮原植物图示（图左为柑树，图右为橘树）

✔ 选购要点

　　一看，片薄、皮大、干燥、外部颜色深而油润（棕褐色）；二闻，香气浓而没有陈腐味；三尝，嚼之味陈而醇者为佳。

❀ 陈皮饮片示例

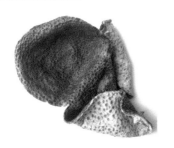 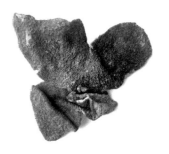

质量较佳的广陈皮外皮色红棕，有细皱缩和凹下的点状油室，内皮相对较薄（1毫米以内），表面色浅黄，点状油室大而清晰，对光照射透光性好，香气浓郁。

质量欠佳的广陈皮表面色黄褐而暗沉，润泽度不够好，内表面皮厚（厚度超过1毫米），透光性欠佳，香气不够明显。

陈皮临床使用注意事项	
性味归经	味辛苦，性温，归脾、肺经
功效	理气健脾、畅利脏腑、燥湿化痰、解鱼腥毒、佐制滋腻补药之滞性
主治病症	痰湿咳嗽、脾虚气滞型胃肠病、食滞胃肠
常用量及毒性	无毒，常用量每次5~10克，过量会胃痛
不适宜人群	痰热证、阴虚内热证者
保存要点	存于玻璃瓶中，放置在干燥处，可长期保存

❀ 陈皮常用食疗保健偏方

（1）陈皮10克，鸭肉500克，冬瓜500克，薏苡仁50克，煮汤喝，健脾化湿、滋阴清热，可谓老少咸宜，是盛夏季节很好的一款祛暑滋补汤水。

（2）陈皮3克，普洱茶10克，焗泡5分钟后即可饮用，能益养脾胃，对于脾虚气滞的人群以及肥胖者、烟酒应酬过多者比较适合，但素体阴虚、没有气滞的人长期饮用很容易会出现上咽干、长痘等上火表现。

（3）甘草3克，陈皮10克，川贝10克，瘦肉50克，隔水蒸炖1小时，表现为痰白黏稠的痰浊上扰者适合食用。

（黄汉超）

砂仁 行气止呕去腻滞

🔴 产地与故事传说

砂仁为姜科砂仁属植物阳春砂仁、绿壳砂仁、海南砂仁的干燥的成熟果实，主产于我国广东、广西、云南、海南等地，外国主产于越南、泰国、缅甸、印度尼西亚等地，以原产于广东阳春市的阳春砂质量最佳。传说古时在阳春地区发生过一次瘟疫，全县境内方圆数百里的耕牛无一幸免，唯独金花坑附近一带的耕牛没有染瘟。当地老农仔细观察后发现，这里的牛在溪边饮水时都会吃旁边的一种野草，挖起一看，这种类似姜的野草较姜更芳香，其果实辛而不辣，回味甘甜，老农们便把这种植物采回熬水喂牛，果然奏效。消息传出后，人们纷纷到金花坑采"野姜"治牛瘟，因为这种果仁外壳如同沙砾般粗糙，故将之命名为"砂仁"。人们逐渐发现人吃了砂仁后能缓解脘腹胀痛、纳呆

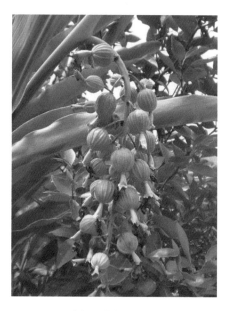

砂仁原植物图示

等症状，孕妇吃了能止呕，而且种在他处的砂仁都较原产地功效略逊，"阳春砂仁"逐渐声名远播，成为历年的朝贡品。

✅ 选购要点

一看，个大、坚实、仁饱满；二尝，果仁辛辣而有回甘，气味香浓者为佳品。

❀ 砂仁饮片示例

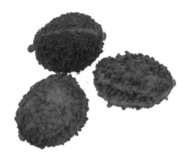 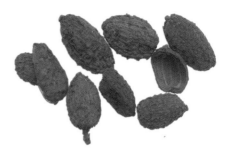

质量较佳的砂仁呈椭圆形，表面棘粒明显，大小均匀，为正宗阳春砂仁。

质量欠佳的砂仁瘦长，表面棘粒不明显，大小不太均匀，部分碎裂，为建砂仁。

砂仁临床使用注意事项	
性味归经	味辛性温，归脾胃肾三经
功效	化湿行气，舒利三焦，健脾安胎，佐制熟地、黄精等滋腻补药
主治病症	痰湿咳嗽、脾虚气滞型胃肠病、食滞胃肠
炮制品简介	盐制用于治疗肾虚多尿，姜汁制用于妊娠呕吐
常用量及毒性	常用量每次 5~10 克，大量用会耗气助热
不适宜人群	痰热证、肺热喘咳、阴虚内热证的病人
保存要点	存于通风干燥处，保存期不超过 2 年为宜

❀ 砂仁常用食疗保健偏方

（1）苍术 20 克，薏苡仁 50 克，砂仁 10 克，冬瓜 500 克，荷叶 1 张，猪骨 500 克，长夏煲汤用，老少咸宜，是湿热季节很好的保健汤水之一。

（2）砂仁 10 克，胡椒 10 粒，炙黄芪 5 克，猪肚 1 个，隔水炖服，每周 1~2 次，对气虚型消化性溃疡、慢性胃炎的病人适用。

（3）砂仁 5 克，枸杞子 10 克，淫羊藿 5 克，泡茶饮，适合肾虚所致的夜尿多、遗精、口干、牙痛、咽中不适等症状。饮茶后嚼服枸杞子和砂仁，效果更佳。

（4）砂仁 10 克，粳米 50 克，生姜 10 克，煮粥吃，对于妊娠剧吐、化疗呕吐的病人比较适合。

（黄汉超）

祛风通络类 中药

Traditional Chinese medicine

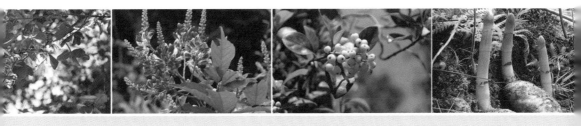

桑寄生 养血安胎祛风湿

产地与故事传说

桑寄生是桑寄生科钝果寄生属植物桑寄生、四川寄生、毛叶钝果寄生的枝叶，多见寄生于桑树、桃树、梨树上，其中桑寄生主产于我国广东、广西、福建等地。传说古时候有个道观住持熟晓桑寄生和鸡血藤的功效，懂得用之治疗许多奇难杂症，尤擅种子与安胎，很多人慕名前来，道士也就时常故弄玄虚，吹嘘自己，人们便渐渐心生不满。有一年县老爷夫人有喜，重金礼聘住持安胎，住持便采摘了许多桑寄

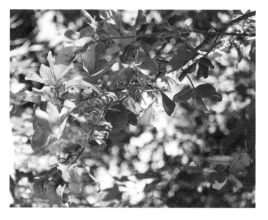

桑寄生原植物图示

生、鸡血藤放在自己的房间里。有个小道士见住持每次外出都从房间带一大包药材出去，知道内里有玄机，便偷偷将药材藏了起来，住持回来后找不到药材，急得像热锅上的蚂蚁，只好再去采摘，却一不小心从树上摔了下来腿折了，无奈之下只好告诉弟子这其中的秘密。弟子们便将桑寄生和鸡血藤按照住持所授之方配药熬水给他喝，同时按时送药至官府，果然不满百日住持便恢复了，接着县老爷夫人也顺利诞下麟儿，皆大欢喜。住持病愈后也陆续将自己积累的偏方公之于世，人们便开始知晓桑寄生以及鸡血藤的功效。

选购要点

以枝细、质嫩、红褐色、叶未脱落者为佳。

❀ 桑寄生饮片示例

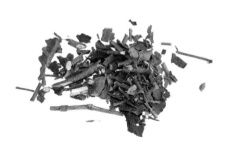 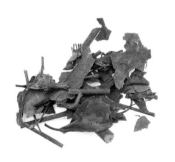

质量较佳的桑寄生枝条细而质嫩，表皮红褐色，叶绿褐色且细。

质量欠佳的桑寄生枝条稍粗，枝节较多，叶片大而粗，为槲寄生。

桑寄生临床使用注意事项	
性味归经	味苦甘性平，归肝肾经
功效	祛风胜湿，活血通络，平补肝肾，安胎催乳
主治病症	风湿痹症、腰痛、高血压、冠心病、脑血管病后遗症
炮制品选用要点	生晒品安胎降压用，酒制后治疗风湿痹症用
常用量及毒性	每次以 15～30 克为宜，安胎连用不宜超过 1 个月
不适宜人群	暂无
保存要点	存放于阴凉干燥处，保存期不超过 2 年

🥢 桑寄生常用食疗保健偏方

（1）桑寄生 20 克，菟丝子 10 克，鸡蛋 1 个，煎水服用，隔天 1 次，最适合经行头晕乏力者以及孕期妇女尤其是有胎动不稳者食用。

（2）桑寄生 10 克，杜仲叶 5 克，决明子 10 克，煎水代茶饮，每日 1 次，对肝肾不足型高血压、冠心病、心律失常者均有很好的辅助治疗功效。

（3）桑寄生 20 克，通草 15 克，大枣 5 枚，鹌鹑 1 只，生姜 3 片，隔天 1 次，此方催乳，适合产后食用。

（李庆勇）

鸡血藤 活血调经治风瘫

● 产地与故事传说

　　鸡血藤为豆科密花豆属植物密花豆的藤茎，生于山谷林间及溪边，主产于我国广西、广东、江西、福建、云南一带。

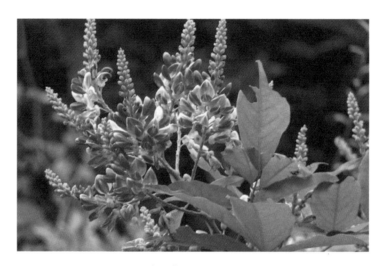

鸡血藤原植物图示

✓ 选购要点

　　以藤条均匀、切面有赤褐色层圈并有渗出物者为佳品。

❀ 鸡血藤饮片示例

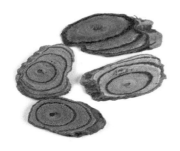 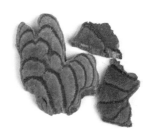

质量较佳的鸡血藤木质坚硬，切面层环清晰，边缘为红棕色或黑棕色树脂样分泌物，层环呈偏心性半圆环样分布，最内为一完整小环。

质量欠佳的鸡血藤木质稍软，色偏暗沉，层环不完整。

鸡血藤临床使用注意事项	
性味归经	味苦甘，性微温，归心脾二经
功效	活血舒筋，养血调经
主治病症	月经不调、闭经、各种贫血、风湿痹痛、麻木瘫痪
常用量及毒性	每次以 15～30 克为宜
不适宜人群	无血瘀积聚者慎用
保存要点	存放于阴凉干燥处，保存期不超过 2 年

❀ 鸡血藤常用食疗保健偏方

（1）鸡血藤 30 克，大枣 10 克，枸杞子 10 克，乌鸡肉 500 克，生姜 3 片，煲汤饮，每周 1～2 次，对女性气血不足导致的月经量少、经行腹痛有较好的辅助治疗功效。

（2）鸡血藤 30 克，女贞子 20 克，黄芪 20 克，大枣 10 克，鸡蛋 1 个，煎水 500 毫升饮用，每天 1 次，连续饮 2 周，对化疗后白细胞下降、再生障碍性贫血均有一定的辅助治疗功效。

（3）鸡血藤 30 克，桑寄生 30 克，杜仲 20 克，牛膝 10 克，猪尾骨 500 克，炖汤饮，隔天 1 次，对腰椎间盘突出症、腰椎退行性变有较好的辅助治疗功效。

（李庆勇）

天麻 平肝熄风止眩晕

● 产地与故事传说

　　天麻是兰科天麻属植物的块茎，主产于我国四川、云南、湖北、陕西一带，以云南、四川出产者质量最优，其中云南照通、四川宜宾一带出产的天麻块茎肥大，体实而无空心，色黄白明亮，质量最佳，又称为"明天麻"，为道地药材。天麻多于立冬至清明前采挖，原株植物外形颇为奇特，赤褐色的茎秆上没有叶子，如同倒插的箭一般；其块茎粗大如同锥形而没有根须，犹如箭头一般。传说这是二郎神为惩治作恶多端的九头虫而射下的定风神箭，九头虫纵然法力高强，但被那神箭射中后，却深埋入土，再也出不来，可见那定风神箭的威力，故天麻又名神草、赤箭。

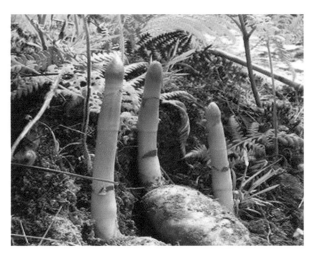

天麻原植物图示

✓ 选购要点

　　一看，表面黄白色，半透明而有光泽，质坚而脆；二尝，味甘，久嚼微有黏性。

❀ 天麻饮片示例

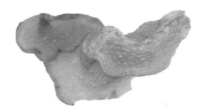 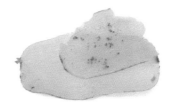

质量较佳的天麻为原药材切片，质半透明而可见中心筋脉点。

质量欠佳的薄片天麻是将天麻压制后切片，相应的筋脉点已不可见。

天麻临床使用注意事项	
性味归经	味甘辛，性微温，归肝经
功效	熄风止痉，平潜肝阳，被誉为"定风草""治风神药"
主治病症	肝阳上亢型头晕、头痛、癫痫、高血压病、脑血管病
常用量及毒性	小毒，用量每次以 10 ~ 20 克为宜
不适宜人群	气血两虚者慎服
保存要点	存放于阴凉通风处，久放易变质，保存期不超过 2 年

天麻常用食疗保健偏方

（1）天麻 5 克，川芎 5 克，山茱萸 10 克，大鱼头 1 个，生姜 3 片，炖服，每周 2 次，对肝肾亏虚导致的头空痛、头胀闷而虚浮感有一定的辅助治疗功效。

（2）天麻 5 克，杜仲叶 5 克，菊花 5 克，泡茶饮用，每日 1 次，对高血压所致的头晕、头胀闷不适有较好的辅助治疗功效。

（3）天麻 20 克，细辛 20 克，法半夏 30 克，三药放入药袋之中，煮后放凉，用药袋蘸药汁敷洗疼痛关节，每日 1 次，对于类风湿性关节炎、骨性关节炎、退行性关节炎等所导致的关节疼痛均有较好的止痛功效。

（黄汉超，杜建平）

清食化积类 中药

Traditional
Chinese medicine

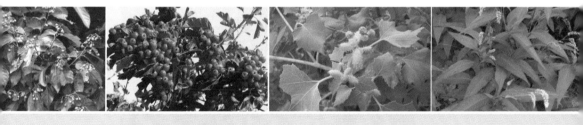

布渣叶 消食解暑去湿热

● 产地与故事传说

　　布渣叶为椴树科布渣叶属植物破布叶的干燥叶，又名麻布叶、破布叶、山茶叶等，主产于我国广东、广西、海南、云南一带，是岭南地区特色的道地中药材之一。传说王老吉凉茶创始人王泽邦在创制其秘方凉茶时，尝试了许多中草药，但都效果一般，后来请教了不少老人，又借鉴过好几个民间验方，发现其中都有用到布渣叶，亲尝后发现单用布渣叶效果一般，但把布渣叶和清热化湿类中药材同用时，不仅化积消滞、和胃解表的效果很显著，而且味道甘纯可口，饮后无不适。遂把布渣叶和山芝麻、岗梅根等一起熬煮成时令凉茶出售，广受好评，很多人慕名前来购买。王泽邦乳名阿吉，后人干脆把这种凉茶命名为"王老吉凉茶"，而且由于王泽邦坚持用道地药材，对一些平民百姓更是分文不收，直接送药，后来便有了"老老实实王老吉，清热解毒确使得"的美誉。

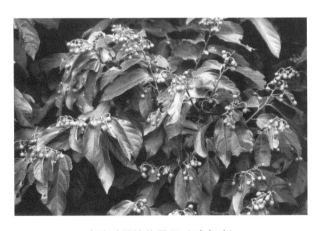

布渣叶原植物图示（破布叶）

✔ 选购要点

　　以叶大、完整、色绿、气味清而新、无陈腐味者为佳。

❋ 布渣叶饮片示例

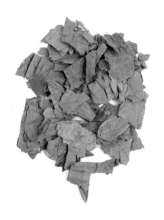 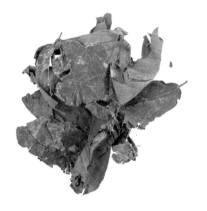

质量较佳的布渣叶为切片品，色黄绿略带光泽，无杂质，破碎较少。

质量欠佳的布渣叶色深褐而无光泽，部分表面有霉点，闻起来有霉味。

布渣叶临床使用注意事项	
性味归经	味微酸，性凉，归脾、胃经
功效	清热消滞、利湿退黄、消暑解渴
主治病症	食滞感冒、小儿疳积、黄疸型肝炎、湿热型高脂血症
常用量及毒性	无毒，一般每次 10 ~ 30 克
不适宜人群	暂无
保存要点	存放于阴凉通风处，保存期以 2 年为宜

❋ 布渣叶常用食疗保健偏方

（1）布渣叶 20 克，荷叶 20 克，赤小豆 30 克，冬瓜 500 克，煲汤代茶饮，每周 1 次，有健脾不留邪、消暑不伤正的特点，最适合盛夏作消暑饮品用。

（2）布渣叶 20 克，独脚金 10 克，夏枯草 20 克，瘦肉 100 克，每日 1 次，对小儿疳积以及湿困胃肠所导致的胃纳欠佳、口气臭秽等症状有较好的辅助治疗功效。

（3）布渣叶 20 克，茵陈 15 克，田基黄 20 克，蜜枣 2 个，煎水饮用，每日 1 次，对于湿热型急性肝炎、胆囊炎有一定的辅助治疗功效。

（李庆勇）

麦芽 疏肝健胃消面积

● 产地与故事传说

　　麦芽是禾本科大麦属植物大麦的发芽颖果，我国各地一年四季均有出产，一般以冬春季所出产者质量为优，是人们所熟悉的消食、回乳中药材之一。我国是世界上最早种植谷物的国家，很早以前，先辈们就懂得用粮食进行酿酒，其中用稻谷酿制的甜酒称为"醴"，用谷芽和麦芽为原料发酵者称为"蘖"。两者相比较，醴的味道甘甜，喜欢的人较多；蘖的味道清淡，喜欢饮的人较少，后来便被醴所取代，变为"酒"。酿蘖的工艺仍然被传承下来并加以改进，进一步糖化，酿制成了麦芽糖，广为人们所喜爱，而且做菜别具风味，故也称为"饴糖"，很多小吃或者名菜例如冰糖葫芦、麻糖、酥糖以及烤鸭、烧鹅等都有麦芽糖的影子。后来先人们发现饴糖不仅可用于饮食，而且还有很好的治疗价值，因此麦芽以及麦芽糖的用途也就越来越广泛。

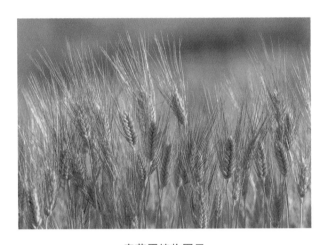

麦芽原植物图示

✔ 选购要点

　　以色黄、胚芽大而饱满、完整者为佳。

❀ 麦芽饮片示例

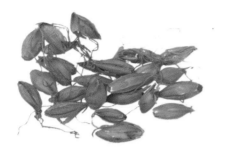 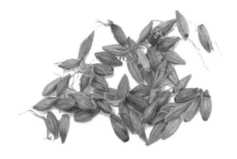

质量较佳的麦芽表面色淡黄，有光泽，颗粒质硬而且更为饱满，须根长而分布均匀（每粒都有）。

质量欠佳的麦芽不够饱满，须根长短不一（发芽率欠佳）。

麦芽临床使用注意事项

性味归经	味甘性平，归脾经、胃经
功效	消食和胃，宽中下气，回乳，疏发肝气
主治病症	食滞胃肠、产后腹胀、气滞型急慢性肝炎、溃疡性结肠炎
炮制品简介	生麦芽善消食和中，炒麦芽用于回乳
常用量及毒性	无毒，每次以 15～30 克为宜
不适宜人群	孕妇及无积聚之人士
保存要点	存放于阴凉干燥处，保存期以 2 年为宜，霉变或生虫不能再食用

🌿 麦芽常用食疗保健偏方

（1）麦芽 100 克，黄芪 200 克，白茯苓 300 克，薏苡仁 100 克，干山药 200 克，将上述材料洗净后研为细末，加水适量后造为饼形，入烤炉后烤制食用，可作为慢性胃炎或腹部大手术、化疗术后病人的零食。

（2）麦芽 30 克，山药 20 克，豆腐 1 块，泥鳅 100 克，煮汤用，对表现为乏力、纳呆、食后易腹胀、易出汗的慢性肝炎、慢性萎缩性胃炎者有较好的辅助调理功效。

（3）生麦芽 60 克，炒麦芽 60 克，用热水浸泡 30 分钟后再煎煮 30 分钟，每日 2 次，回乳用。此方较之单用炒麦芽效果更佳，并有助于缓解乳房胀满感。

（黄汉超，李庆勇）

鸡内金化石导滞去疳积

产地与故事传说

　　鸡内金为家禽鸡砂囊的内膜洗净后晒干而成，我国各地都有生产。鸡能消化各种各样难以下咽的硬物，全靠砂囊和这块神奇的内膜，因为其去积的功效显著，故以"金"冠名。传说凤凰仙子一次私下凡间，饮醉不知归期，玉帝得知大怒不已，遂下令把凤凰仙子贬下凡间，放于山谷，让其自食其力，以示惩戒。众仙均感到惋惜，有一个神仙好友暗中把玉帝的御用金碗给了仙子，据说这个金碗能把凡间各种普通食材都变为天宫的美味佳肴。凤凰仙子暗暗高兴，孰料由于法力尽失，仙子一个踉跄来到凡间时因为握不住金碗，跌落地上碎了。仙子好伤心，哭着哭着，突然发现面前混合着泥巴的碎瓦片居然变成了一盘美食。仙子也饿了，便走上前一口一口地把美食吃个精光，金瓦片因此也去到了仙子的肚子里，此后仙子无论吃什么都能够吃得进去而且吃得很香，就是那金瓦片的功劳，而这金瓦片便是传说中的鸡内金。

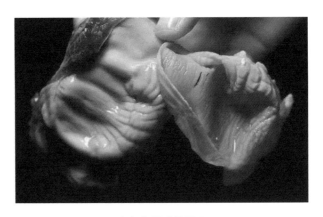

鸡内金原动物图示

选购要点

　　个大、色黄、断面有胶质者为佳品；色暗黄、容易折断、薄瘦者质量稍次。

❀ 鸡内金饮片示例

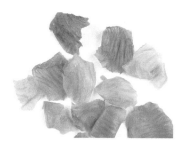 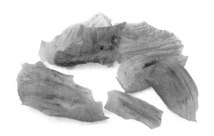

质量较佳的鸡内金表面干洁而略有光泽，色黄半透明，气味腥，皱纹明显。

质量欠佳的鸡内金不够干洁，色黄暗，质较脆。

鸡内金临床使用注意事项	
性味归经	味甘性平，归脾、胃、膀胱经
功效	消食化积，去疳止遗
主治病症	食滞胃肠、小儿疳积及遗尿、内脏结石、高脂血症、闭经
常用量及毒性	无毒，每次以 15~30 克为宜
炮制品简介	生鸡内金善化石，炒鸡内金善健脾消积
配伍宜忌	宜和苍术、白术同用以增强健脾去积之力
不适宜人群	孕妇及无积聚之人士
保存要点	存放于阴凉干燥处，保存期以 2 年为宜

❀ 鸡内金常用食疗保健偏方

（1）鸡内金 15 克，白术 10 克，苍术 10 克，布渣叶 20 克，对于食滞胃肠导致的肠胃胀闷不适、泄泻等症候效果较好，此外对高脂血症也有一定的辅助治疗功效。

（2）鸡内金 15 克，鲜山药 50 克，新鲜莲子 30 克，芡实 20 克，煲粥，每天 1 次，对于小儿遗尿、头汗多、妇女带下淋沥不尽、遗精都比较适合。

（3）鸡内金 15 克，广金钱草 30 克，琥珀粉 3 克，煎水至 100 毫升，早晚空腹冲服，对泌尿系结石、胆结石等都有较好的辅助治疗功效。

（李庆勇）

山楂 消脂开胃化瘀滞

● 产地与故事传说

　　山楂为蔷薇科植物山楂或野山楂的果实，是人们所熟悉的药食同源的中药材之一，时下许多健胃消食类零食及清凉消暑类饮品就以山楂作为主要成分。该药根据产地有南北之分，其中北山楂主产于我国山东、河北、河南、辽宁等地，又叫山里红、大山楂，以山东临朐、沂水及河北安国等地出产者质量较佳；南山楂又叫野山楂，主产于四川、云南、浙江、江苏一带，其中以江苏一带出产者品质最佳。相传南宋间，宋光宗最宠爱的妃子病后胃纳欠佳，久治无效。一位民间郎中诊脉后给出了一个方："山楂和红糖同煎，每饭前吃四五粒，半月病愈。"妃子用了这个方后果然身体状况好转，后来这个方由宫中传到民间，人们加以改进，制作了一款经典的中华小食——冰糖葫芦，不仅味道可口，而且有很好的健胃消食等功效，山楂的功用也逐渐为人们所熟知。

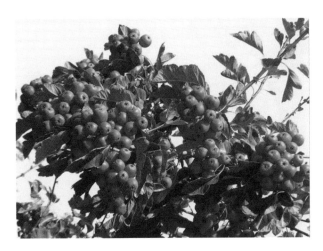

山楂原植物图示

✓ 选购要点

　　一看，个大、皮红肉厚；二尝，气芳香，味酸微甜者品质为佳。

❋ 山楂饮片示例

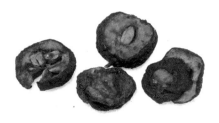 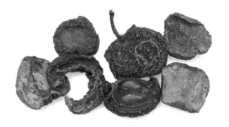

质量较佳的山楂外皮色红而润泽，肉厚饱满，果肉深黄色，大小较为均匀，味酸有回甘。

质量欠佳的山楂色暗而略发黄，果肉不够饱满，味较酸而无回甘。

山楂临床使用注意事项	
性味归经	味酸甘，性微温，归脾胃肝经
功效	消肉积，散瘀血，驱绦虫
主治病症	肉积胃肠、湿热瘀阻型痢疾及高脂血症、冠心病、恶露不尽
炮制品简介	炒山楂用于消食积，焦山楂用于治痢，山楂炭用于消血积
常用量及毒性	无毒，一般每次 10~30 克，一次大量食用会胃痛
不适宜人群	脾胃虚弱、脾虚胃中无食积者及孕妇慎用
保存要点	易被虫蛀，需存放于阴凉通风处，保存期以 2 年为宜

❋ 山楂常用食疗保健偏方

（1）山楂 5 克，决明子 3 克，甘草 3 克，绿茶 3 克，泡茶，每日 1 次，对痰瘀互结型高血压病、冠心病、高脂血症、动脉粥样硬化有较好的辅助治疗功效。

（2）山楂 5 克，紫苏叶 3 克，黑茶 3 克，泡茶饮用，对于表现为胃胀、头痛等的食滞感冒有较好的辅助治疗功效，并可作为节假日大餐后的预防保健茶。

（3）山楂 10 克，薏苡仁 20 克，红糖适量，可作为盛夏暑热天气时的清凉饮料。

（4）红糖 10 克，山楂 30 克，新鲜益母草 50 克，煎水 500 毫升，对于产后恶露不尽而又有乏力、短气懒言、唇色淡白等血虚表现者较为合适。

（黄汉超，阮才芳）

神曲 疏食解表治腰痛

● 产地与故事传说

神曲又名六神曲，最早产于我国福建，故别名又称建曲。传说汉代名医刘义奉皇帝旨意研制一种助消化的药材，他搜寻许多民间验方但依然进展不大，一次发现一条蛇吞了石头后在地上痛苦挣扎起来，腹部青筋都显露了，然后它忍着痛苦爬进不远处的草堆里，不多时，那条蛇竟然毫发无损地爬出草丛后走了。刘义颇是好奇，便上前拨开草堆仔细观察，只见草堆中间有很多长了霉点、白丝的草叶，旁边还有一堆粪便和石粒，再仔细观察发现原来是发了霉的辣蓼草和青蒿。刘义便推测这两种发了霉的草有助于消食化积，经过反复筛选后终于制成了神曲，将之加进其他消食类中药方后消食功效明显增强，还能兼治腰痛、痢疾、腹泻等疾患。皇帝得知后大喜，因为这种药材如同酿酒时需要用到的酒曲一样，可使综合功效加强，故将之赐名神曲。

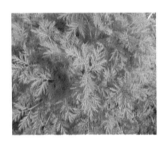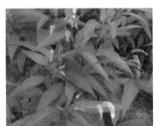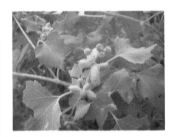

神曲原植物图示（从左至右为：青蒿草、辣蓼草、苍耳草）

✔ 选购要点

以身干、无虫蛀、无杂质、存放陈久者为佳。

✿ 神曲饮片示例

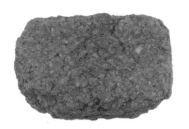 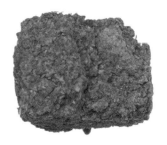

质量较佳的神曲质地较致密，表面干爽，色灰黄而无杂质，微有香气。

质量欠佳神曲色枯黄，质地较为疏松，香气不如优质神曲浓郁。

神曲临床使用注意事项	
性味归经	味甘，辛性温，归脾胃经
功效	健脾和胃，消食化积
主治病症	食滞感冒、腰痛、痢疾
常用量及毒性	无毒，以每次 15～30 克为宜
炮制品简介	生用对于单纯食积效果较好；而经麸皮炒香后健胃消食效果较好，适合用于脾虚证病人；炒焦则对于食滞泄泻效果较好
不适宜人群	无积聚者，胃火炽旺、舌绛无津者，孕妇不宜食用
保存要点	密闭存放于阴凉干燥处，防潮湿，可长期保存

🌸 神曲常用食疗保健偏方

（1）新鲜紫苏叶 10 克，神曲 10 克，布渣叶 10 克，葱白 3 根，煎水服用，对食滞感冒表现为咽喉不适、大便臭秽、头痛、腹胀者有较好的辅助治疗功效。

（2）焦神曲 10 克，炒麦芽 20 克，焦山楂 10 克，粳米 50 克，对于纳呆、小儿厌食症以及食滞胃肠者均有较好的辅助治疗功效。

（3）山药 30 克，白术 10 克，莲子 20 克，白茯苓 20 克，神曲 10 克，乌梅去核 10 个，面粉和糯米粉各 100 克，蒸糕食用。对于肠易激综合征、慢性结肠炎病人有较好的调理功效，久服对血糖、血胆固醇、血压以及尿酸均有较好的调理功效，可作为三脂高人士的理想食谱之一。

（4）神曲 30 克，兑入 40℃白酒 20 毫升服用，每日 2 次，有回乳的功效，并且对急性腰扭伤有较好的辅助治疗功效。

（黄汉超，骆杰炉）

MPR 出版物链码使用说明

本书中凡文字下方带有链码图标"＝＝"的地方，均可通过"泛媒关联"App 的扫码功能或"泛媒阅读"App 的"扫一扫"功能，获得对应的多媒体内容。

您可以通过扫描下方的二维码下载"泛媒关联"App、"泛媒阅读"App。

"泛媒关联" App 链码扫描操作步骤：

1. 打开"泛媒关联"App；
2. 将扫码框对准书中的链码扫描，即可播放多媒体内容。

"泛媒阅读" App 链码扫描操作步骤：

1. 打开"泛媒阅读"App；
2. 打开"扫一扫"功能；
3. 扫描书中的链码，即可播放多媒体内容。

扫码体验：

薄荷——提神醒脑齿留香